商务部审定家政培训教材

U0594604

养老护理员

商务部审定家政培训教材编辑委员会　编著

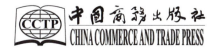
中国商务出版社
CHINA COMMERCE AND TRADE PRESS

图书在版编目（CIP）数据

养老护理员 / 商务部审定家政培训教材编辑委员会编著.
-- 北京：中国商务出版社，2020.1
商务部审定家政培训教材
ISBN 978-7-5103-3249-4

Ⅰ．①养… Ⅱ．①商… Ⅲ．①老年人—护理学—技术
培训—教材 Ⅳ．①R473.59

中国版本图书馆CIP数据核字(2020)第013080号

养老护理员

商务部审定家政培训教材编辑委员会　编著

出　　　版：中国商务出版社有限公司
地　　　址：北京市东城区安定门外大街东后巷28号　　　　　　邮编：100710
责任部门：创新运营事业部（010-64515145　LYJ@cctpress.com）
总 策 划：谭　宁
责任编辑：张永生
助理编辑：刘玉洁
特邀编辑：左桂月
总 发 行：中国商务出版社有限公司发行部（010-64266193　64515150）
网　　　址：http://www.cctpress.com
邮　　　箱：cctp@cctpress.com
排　　　版：北京宝蕾元科技发展有限责任公司
印　　　刷：北京密兴印刷有限公司
开　　　本：787mm×1092mm　1/16
印　　　张：14.75　　　　　　　　　　字　　数：200千字
版　　　次：2020年1月第1版　　　　　印　　次：2020年1月第1次印刷
书　　　号：ISBN 978-7-5103-3249-4
定　　　价：49.80元

编辑委员会

主　　　任	王炳南					
常务副主任	冼国义	顾学明				
副　主　任	朱光耀	于广生	郭周明			
委　　　员	张斌涛	陈勇	张帆	李昊	谭宁	冯觉新
	庞大春	卓长立	陶晓莺	穆丽杰	张丽丽	周绍俊
	黄跃佳	傅彦生	宋艾芳	李冬梅	周婕	刘学林
	梁云	杨丽艳	周全有	陈蕾		

编写人员

总　主　编	俞华					
主　　　编	黄跃佳	李美华				
编　　　者	潘国庆	邹巧	张琴英	施晴燕	王腾骏	杨丽艳
	田静	张雪	郝凝	胡晓乐	吴红丽	唐莹
	雷志华	梁云	陈卓颐	牛耿	余百全	齐剑鹏
	王烨	陆峰				
主编单位	湖南万众和社区服务管理有限公司					
参编单位	深圳健康养老学院					
	上海好帮手社区服务发展中心					
	长春市天瑞英杰家政服务有限公司					

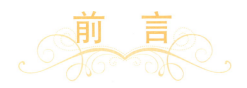

前　言

　　习近平总书记指出，家政服务是朝阳产业，既满足农村进城务工人员的就业需求，也满足城市家庭育儿养老的现实需求，大有可为。要把这个互利共赢的工作做实做好，办成爱心工程。

　　商务部深入贯彻落实习近平总书记重要指示精神，大力推进家政服务业规范发展和从业人员能力素养提升，推动家政服务业提质扩容，为决胜全面建成小康社会贡献力量。同时，商务部切实履行脱贫攻坚政治责任，会同发展改革委、财政部、国务院扶贫办、全国妇联开展"百城万村"家政扶贫，建设家政扶贫基地，深化家政服务企业与贫困县合作，支持更多贫困人口从事家政等服务，实现稳定脱贫。

　　为夯实家政培训基础，提高家政服务培训水平，2013年，商务部服务贸易和商贸服务业司委托中国商务出版社编写出版了《家政服务入门》等4册"商务部指定家政服务培训教材"。上市后深受读者欢迎，并被收录到"2013—2014年农家书屋重点出版物推荐目录"。

　　2019年6月，国务院办公厅印发《关于促进家政服务业提质扩容的意见》，要求商务部等部门开展家政培训和服务全国家政职业技能提升行动，确保到2020年底前累计培训超过500万人次。由于2013年版家政培训教材已不能很好地适应当今需求，商务部服务贸易和商贸服务业司、中国商务出版社共同牵头对教材进行了修订增补，并组织专家进行审定，推出"商务部审定家政培训教材"。

这次修订致力于打造全国适用家政服务培训标准教材。"商务部审定家政培训教材"共9本，包括《家政服务入门》《家庭保洁员》《母婴护理员》《育婴员》《养老护理员》，以及《家庭保洁技能手册》《母婴护理技能手册》《育婴护理技能手册》《养老护理技能手册》。教材内容根据国家最新职业技能标准编撰，同时参考国内优秀家政服务企业操作实践规范，并纳入家政服务发展的新技术、新要求、新趋势，是当前体系较完善、内容较全面的权威实用家政服务培训教材。

本套教材贯彻落实《国家职业教育改革实施方案》精神，坚持产教融合、校企双元开发。根据教育部印发的《关于组织开展"十三五"职业教育国家规划教材建设工作的通知》规定，按照"1+X证书制度"试点工作需要，强化行业指导、家政服务示范企业和职业院校共同编制。教材紧跟家政服务产业发展趋势和人才需求，通过典型、真实家政服务工作任务，将职业技能等级标准及要求有机融入教材内容，并通过互联网技术的运用，推进书证融通、课证融通。

真人演示教学是本套教材的另一重要特色。本套教材融准确简洁文字、关键操作图示和真人视频演示为一体。同时，组织龙头家政企业细致梳理家政服务中的常用和重要技能、容易出现的错误和经常面临的难题，通过真实"服务案例""家政小贴士""家博士答疑"等栏目，生动讲解家政服务职业定位、相关法律常识、职业素养，有温度、有深度地传授家政专业知识和技能。

本套教材为传授家政服务知识的初级读本，适用于企业培训、职业院校教学和家政服务员自学使用。通过学习，学员能够了解家政服务基本知识、掌握关键操作技能，满足上岗要求。特别是作为商务部家政扶贫基地和"百城万村"家政扶贫建设的配套学习教材，更能帮助农村（尤其是贫困地区）适龄劳动力进城从事家政服务行业，带动脱贫致富。

　　《养老护理员》是在深入介绍养老护理理论知识的基础上，专业详实地传授实用护理技能。对老人的生活照护和基础照护，是本书教学的重点，内容涉及照护老人的吃、穿、睡、行、急救，以及生命体征测量与观察、感染防控与清洁照护、用药照护和安宁疗护等方面。除了文字介绍，本书还特别拍摄了 21 个视频辅助教学。最可贵的是，本书在编撰过程中，不仅专门讲解了养老照护沟通技巧、对老人的心理照护，还在全书时刻提醒护理时如何关注、尊重老人的心理感受及护理员的自身防护，处处传递敬老爱老的仁爱之心。本书与《养老护理技能手册》配套学习，效果更加。

　　本书大纲由总主编商务部国际贸易经济合作研究院服务贸易研究所副所长、研究员俞华拟定，并吸收主编湖南万众和社区服务管理有限公司董事长黄跃佳、总经理李美华意见修改确定。本书第一、二章由上海好帮手社区服务发展中心张琴英、施晴燕、王腾骏撰稿，第三章由长春市天瑞英杰家政服务有限公司杨丽艳、田静、张雪撰稿，第四章由深圳健康养老学院郝凝、胡晓乐、吴红丽撰稿，第五、六章由湖南万众和社区服务管理有限公司黄跃佳、李美华、唐莹、雷志华、梁云撰稿。全书由长沙民政职业技术学院陈卓颐教授、深圳健康养老学院牛耿教授指导，视频、图片由余百全、齐剑鹏、王烨、张雪、陆峰参与拍摄与制作。长沙民政职业技术学院教授潘国庆、湖南万众和社区服务职业技能培训学校副校长邹巧负责全书编写审核。商务部国际贸易经济合作研究院研究生徐娜参与书稿审校。北京华智创视科技有限公司负责视频后期编辑、二维码与视频平台维护。

　　由于时间仓促，能力水平有限，本套教材难免存在问题和不足，敬请广大读者批评指正！

编　者

目 录

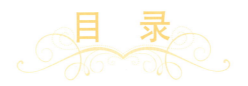

视频目录

第一章 养老照护岗位认知

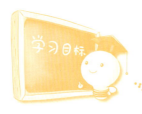

学习目标

（1）掌握养老照护的服务人群以及照料涵盖的内容。

（2）通过国内外养老照护现状分析了解养老照护的职业前景。

（3）掌握养老护理员职业守则的内容，知晓服务规范的重要性，懂得自我调适方法。

（4）掌握多种沟通技巧的方法。

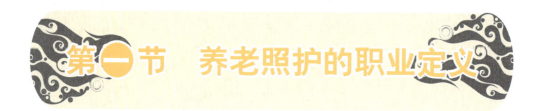

第一节　养老照护的职业定义

　　养老照护是以老人为服务对象，以生活照料、基础照护、康复护理为主要内容的专业性服务工作。

　　自从有人类存在，就有养老照护。我国传统的养老照护更多的是家庭的责任，但随着老龄化社会的到来，养老照护成为一个新兴的职业而得到重视。我国于 20 世纪 90 年代中期制定了养老照护的职业标准，正式将养老照护纳入职业范畴。

养老护理小贴士

　　养老照护职业给老年人和家属以心理支持，维护老年人生命尊严，是对社会应尽的职业责任，是维护国家、集体利益，为人民服务的职业义务。

一、为老年人服务

尊老敬老是全社会的共识和全社会的道德规范，也是构建和谐社会的重要组成部分。通过养老照护工作，在全社会形成尊老、敬老、爱老的社会风尚，为建设和谐社会做贡献，是社会赋予养老护理员的光荣使命。

养老护理员直接承担着为老年人服务的工作，不仅仅是对老年人的照料和护理，而且还肩负着国家、社会、老年人家庭对老年人关怀的使命。不断提高老年人的生活品质，维护老年人生命的尊严，是养老护理员肩负的社会重任。

二、为养老机构服务

养老机构的服务对象主要是老年人。我国绝大多数养老机构公益性特征明显，保本微利经营。与其他行业不同的是，养老服务是一种全人、全员、全程服务，即不仅要满足老年人的衣、食、住、行等基本生活需求，还要满足老年人医疗、保健、预防、康复、精神和心理支持等需求。要满足老年人上述需求，需要养老机构全体工作人员的共同努力才能达成。很多老年人把养老机构作为人生最后的归宿，从老年人入住养老机构开始，养老护理员就要做好陪伴老年人走完人生最后旅程的准备。

养老服务业是一个前期投入大、回报周期长、市场竞争激烈的高风险行业。入住养老机构的老年人平均年龄多在 75 岁以上，这样一个衰老和疾病并存，意外事件、意外伤害、猝死率极高的高危人群，进一步增加了养老机构的经营风险。为了让养老机构更好地为老年人服务，作为养老机构的养老护理员，要以高度负责的态度为养老机构服务。

三、为社会服务

在社会主义社会里，社会利益是个人利益的基础，社会利益得不到保障，必然会影响个人利益。同时，社会利益又是靠所有个人自觉的、创造性的劳动来保证的。正是千千万万个人的共同努力，才汇集成改造世界的巨大力量，推动社会精神文明和物质文明建设的迅速发展。

养老护理员的工作是社会分工的一部分。面对社会的需要，养老护理员应该在社会利益与个人利益相联系的基础上为社会服务，要勇于承担社会使命，为我国养老护理事业贡献个人力量，要勇于承担社会重任，在我国养老护理事业中体现个人价值。

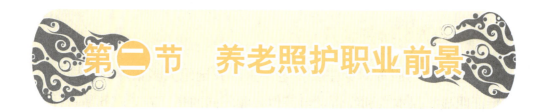

第二节　养老照护职业前景

近年来，随着社会老龄化程度的加剧，养老服务行业受到政府和社会各界的高度重视，以居家为基础、社区为依托、机构为补充的养老服务模式正在我国逐步形成，随之而来的是需要一支庞大的养老护理队伍支撑这个服务体系。

养老护理小贴士

通过养老体系的完善，促进养老服务由一般服务向精准服务、急难服务、有效接续服务转变，为加强老年人居家生活照料、老年人健康管理提供保障。

一、国外养老照护职业现状

西方国家很早就开始将养老问题社会化和法制化，有准备地应对这一社会必然现象。

澳大利亚政府对于养老工作非常重视，建立了非常健全的养老模式，对于养老护理员的准入资质控制得也比较严格，在护理员入职后会进行持续、详细的培训，并有专门的工作人员进行监督检查。护理员必须参加各种形式的在职培训教育，以不断提高自身的业务水平。1967年，美国规定从事养老护理的职业者必须具备学士以上学历。尽管美国养老护理事业发展的程度比我国高出许多，但是由于养老的压力，其养老护理人员仍像我国一样处于紧缺的状态。在欧洲许多国家，比如德国，从事养老护理的人员与其他普通社会成员一样，都是"体面而快乐的上班族"，工资收入可达到中等偏上水平。在新西兰，在养老机构进行养老护理的主要是养老护士和养老护理助手，养老护理助手相当于国内的养老护理员。新西兰对于养老护理助手也有严格的要求，他们除了在生活上给予老年人帮助外，还需要掌握疼痛、感染、药物调整等专业护理技术。

二、国内养老照护职业现状

2019 年 5 月，全国老龄办主任会议在北京召开，会议分析了我国人口老龄化形势。我国是人口老龄化程度较高的国家，并且正处在快速发展阶段，60 岁以上老年人口达 2.49 亿人，占比为 17.9%。

我国老龄化形势严峻而养老事业才刚起步。来自全国老龄办 2019 年的数据显示，我国失能和部分失能老年人超过 4000 万人，而根据全国养老院服务质量建设专项行动统计，我国养老护理员仅有 30 万人，远不能满足需求。养老照护人才缺口大，这对养老照护从业者来说是个机遇。

2017 年 3 月，国务院印发《"十三五"国家老龄事业发展和养老体系建设规划》，其发展目标是到 2020 年，老龄事业发展整体水平明显提升，养老体系更加健全完善，及时应对、科学应对、综合应对人口老龄化的社会基础更加牢固。具体表现为多支柱、全覆盖、更加公平、更可持续的社会保障体系更加完善；居家为基础、社区为依托、机构为补充、医养相结合的养老服务体系更加健全；有利于政府和市场作用充分发挥的制度体系更加完备；支持老龄事业发展和养老体系建设的社会环境更加友好。

从养老模式的演变我们可以看到，从传统社会到现代社会，养老模式已经发生变化，变得更为复杂、层次更多。从纵向角度，我们发现家庭养老虽仍是我国主要的养老方式，但养老方式随着社会的发展更加多样化。目前，已有 20 多种养老模式，包括居家养老、机构养老、以房养老、社会养老、社区养老等。

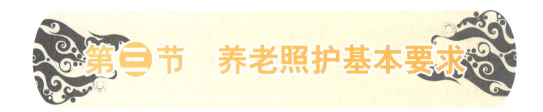

第三节　养老照护基本要求

养老照护者最重要的是要有爱心，老年人到一定时期，简单的日常生活都需要别人的帮助与照护。老年人的生理状况是渐趋衰弱，对照护的依赖日益增加。因此，养老照护是长期的。每一个养老护理员都要谨记心中的责任和职业操守。

一、养老照护职业操守

任何一个职业都有其特定的职业标准，都需要遵守基本的规范要求。养老护理员所从事的养老护理工作也不例外，养老护理员需要遵守的基本守则为：尊老爱老、以人为本，服务第一、爱岗敬业，遵章守法、自律奉献。

（一）尊老爱老、以人为本

"老吾老以及人之老，幼吾幼以及人之幼"，关爱和尊敬老年人，不仅是中华民族的传统美德，更是一种义务与责任。

每个人的成长和进步，都离不开父辈们的精心呵护与浇灌；每个人成功的背后，都凝聚着父辈们的一片爱心。过去，前辈们为了新中国的诞生、为了祖国的建设和强大，付出了心血和汗水。今天，他们年纪大了，劳动能力降低甚至丧失劳动能力，全社会理应关心他们、照顾他们，让他们得到来自社会的尊重和温暖，得到年轻一代的帮助和照顾，让他们幸福地度过晚年。

"老吾老以及人之老"，不仅要尊敬自己家的老人，还要尊敬社会上所有的老年人。尊敬老年人，其实每个人可以做的事很多。例如，抽时间去养老机构、到老年人家中慰问，有空到社区当志愿者，义务为孤寡老人服务，最简单的就是见到老年人主动打招呼、向他们问好。再如，乘坐公共汽车时，主动给老年人让座位，上下车主动帮助他们。

尊老敬老要从物质生活上对老人给予赡养和照顾，包括衣食、住宿、医疗等方面的供给和照料。特别是当父母、长辈有病时，子女、晚辈要悉心照料，不能嫌弃老年人、虐待老年人，要依照法律义务和道德责任，保护老年人的合法权益；要在精神生活上给老年人以关心，使他们得到心理慰藉，充分享受天伦之乐；要在社会上积极倡导敬老、尊老、爱老、助老的道德风尚，热心为老年人办好事、办实事。

养老护理员承担着照顾老年人、为老年人服务的一线工作，任务光荣而艰巨。因为他们的工作不仅仅是对老年人的照顾和帮助，更担负着对老年人家庭、社会甚至国家的重托，所以，在工作中要处处为老年人着想，在实际行动中体现以老年人为本的理念，从老年人的根本利益出发，满足老年人的合理需要，切实保障老年人的权益，让老年人体会到全社会对他们的尊重和关怀，让国家发展的成果惠及全体老年人。今天，养老护理员不遗余力、不辞劳苦，兢兢业业地护理老年人，替国家和社会解难；明天，自己也会在设备条件越来越好、服务水平越来越高的未来社会的关爱下安度晚年、幸福生活。可以说关心老人的今天，就是关心自己的明天。

服务案例

积极进取，做行业的领军人

1995年，在一个偶然的机会里，年仅20岁的湖南妹小李成了某养老机构的一名护理员，这一干就是20多年。她20多年如一日，每天为老人整理房间、更换衣物、喂食照护等，对老人们的照顾可谓无微不至。她说，让老人们安心、舒服，让家属们放心是她的职责。而且，针对不同的老人，她还注重采取不同的沟通和护理方法，处处为老人着想，从老人的实际出发，赢得了老人及其亲属的赞美。

经过20多年的努力奋斗，小李所在的养老机构在业内享有盛誉，小李也成长为总经理。有人问小李："你从20岁到40岁，把人生中最美好的青春年华献给养老护理服务事业，你是否后悔过？"她总是坚定地回答："我从不后悔，如果老人们需要，我就在他们身边工作一辈子。"

（二）服务第一、爱岗敬业

服务第一就是把为集体、为他人工作放在首位。养老护理员所从事的护理照顾老年人的工作与其他服务业一样，也要把服务对象（老年人）作为工作所考虑的第一出发点，把为老年人提供优质服务作为第一要务，想老年人之所想，急老年人之所急，全心全意为老年人提供服务。只有树立"服务第一""老年人至上"的理念，才能把服务老年人的工作做好，才能赢得社会的认可和称赞。例如，当服务对象是生活自理有困难的老年人时，要千方百计为其排忧解难；当老年人对饮食提出合理需求时，要主动把老年人的想法和厨房工作人员联系、沟通，尽可能满足老年人的饮食需求等。

爱岗，就是热爱自己的工作岗位，热爱本职工作；敬业，就是要用恭敬严肃的态度对待自己的工作。敬业是一种美德，乐业是一种境界。只有爱岗才能敬业，爱岗敬业也是服务第一的具体体现。所以，爱岗敬业不仅是个人生存和发展的前提和需要，也是社会存在和发展的需要。爱岗敬业应是一种普遍的奉献精神，因为它是每个人都能够做到而且必须具备的。

热爱本职工作，要求从业人员要以正确的态度看待自己的工作，认识到自己工作的重要性和社会意义，对自己的工作有极强的荣誉感和责任感，全身心地投入自己所从事的工作中，要有"干一行，爱一行"的精神，做到爱岗敬业。只有爱岗敬业的人，才会在自己的工作岗位上勤勤恳恳、一丝不苟、精益求精，才有可能在平凡的岗位上做出不平凡的业绩，为社会为国家做出崇高而伟大的贡献。

服务案例

成功源于敬业

某报的一则报道说：一公共汽车司机在行车途中突发心脏病猝死，临死前他用最后一丝力气踩住了刹车，保住了车上20多位乘客的生命和安全，然而，他却趴在方向盘上离开了人世。他生命的最后举动说明在他心里时刻想到的是对乘客的安全负责，他虽然是一个普通人，却体现出高尚的人格和职业道德。

家博士点评：

公共汽车司机行车途中突发心脏病猝死令人痛惜，但是他生命最后的举动不仅保住了20多条鲜活的生命，更留下了深深的思考，是什么力量使他在生命最后一刻做出了这样的选择？难道仅仅是安全意识吗？不，是他高尚的人格和爱岗敬业的职业精神使然。

（三）遵章守法，自律奉献

遵章守法是指人们必须按照法律、法规及纪律的有关规定做事，只有这样，才能保证社会和谐稳定、健康有序地发展，才能保证每个公民正常地工作，学习和生活。

遵章守法的基本要求是要提高公民的法律意识，增强法制观念，做到知法、懂法、守法。一个有道德的公民，应提高遵守法律、纪律的自觉性，养成遵章守法的习惯。在依法治国的今天，法律法规在人们生活中的作用越来越大。

对于养老护理员来说，法律法规不仅是进行为老服务的依据，也是养老护理员自身行为的准则和维护服务对象及自己合法权益的有力工具。一个合格的养老护理员必须具有较强的法律意识，掌握相关的法律规定，同时正确认识到自己的法律地位、法律权利、法律责任，做到知法、守法，不仅在养老护理中注意把法律知识加以运用，而且在自己的工作和生活中增强法制观念，遵守法律规定，履行法律义务，杜绝违法犯罪行为。养老护理员还应该遵守社会公德，自觉遵守和维护公共秩序；遵守公共生活准则，遵守公序良俗和有关规章制度，努力做到"爱国守法、明礼诚信、团结友善、勤俭自强、敬业奉献"，遵守养老护理员职业道德和工作须知，爱老、敬老，热忱为老年人服务。只有这样，才能保证养老护理工作任务的出色完成。

奉献是一种忘我的全身心投入精神。奉献社会是社会主义职业道德的基石和最高境界，是集体主义思想在人生观、价值观、伦理观上的升华。"奉献精神"是种爱，是对自己事业的不求回报的爱和全身心的付出。对养老护理员而言，就是要在对老年人爱的召唤之下，把本职工作当成一项事业来热爱和完成。一个能够奉献社会的人，同时也是一个品格高尚的人、一个有道德的人。养老护理员所做的工作是有益于国家、有益于社会、有益于人民的，其工作性质是一种奉献。自律奉献，要求养老护理员在为老年人服务中处处为老年人着想，严格要求自己，积极进取，精益求精，不断提高养老护理服务水平，要摒弃一切不利于做好本职工作的思想和行为，自觉主动地在本职岗位上恪尽职守、尽心尽责，有一分热，发一分光，把自己的才能奉献到为老年人服务的光荣事业中去。

服务案例

唯一"留守"的男护理员

小陆在福利院上班第一天就面对着吃、喝、拉、撒都不能自理的老人，要为他们擦洗、翻身、更换尿布、喂食喂水等，一天下来累得浑身像是散了架似的。一连几天，他始终吃不下、睡不着，陷入极度痛苦和矛盾之中，他自问："难道一辈子就这样下去吗？""小陆啊，工作没有好坏贵贱之分，为国家奉献了一生的老人们需要你，这个行业需要你，我们院更需要你的坚持与坚守。"领导的一番话让小陆感到心里沉甸甸的，他渐渐地理解了护理工作的意义所在。如今20多年过去了，不少人吃不了这份苦，有的干不了几天就走了，只有他是唯一"留守"的男护理员。他对待老年人耐心、周到，护理技术精湛，早已成为老人们喜爱的"男护工"，与老人们建立起深厚的感情，曾经被他照顾过的高爷爷在临终时，紧紧抓着小陆的手，嘴里念叨着："小陆啊，你就是我最亲最亲的亲人啊！"

家博士点评：

小陆爱老、敬老，热忱为老年人服务，体现了奉献是一种忘我的全身心投入的精神。"奉献精神"是一种爱，是对自己事业的不求回报的爱和全身心的付出。只有在对老年人爱的召唤之下，护理员才能把本职工作当成一项事业来热爱和完成，实现人生观、价值观、伦理观上的升华。

二、养老照护服务基本规范

（1）五官端正，口齿清晰，会说普通话。

（2）干净整洁，指甲平指端，勤洗双手。

（3）遵纪守法、爱岗敬业、诚实守信、热情和蔼，有爱心、耐心、责任心，沟通能力强。

（4）熟悉机构养老护理服务程序、规范要求和管理的规章制度。

（5）尊重老年人的家庭习俗，和睦友善，不干涉老年人的家庭隐私，举止文明。

（6）服务主动、热情、细致。

三、养老照护自我心理调适

1. 老年照护常见压力来源

（1）来自老年人。需要养老照护人员照顾的老年人，大多数高龄、失智、失能、生活不能自理、长期卧床、慢性病缠身。每天面对翻身、换尿布、喂水喂饭、擦屎接尿，每天面对阿尔茨海默病病人的认知缺乏、行为异常，每天面对衰老、疾病和死亡，照护人员承受着体力和心理的双重压力。

（2）来自老年人家属。个别家属傲慢无礼、颐指气使、吹毛求疵、无休止地挑剔，给护理工作带来不利因素，养老护理员经常委曲求全、敬而远之。家属的恶劣态度进一步增加了养老护理员的心理压力。

（3）来自养老照护人员的家庭。养老照护人员家庭成员对养老护理工作不理解、不赞同，认为从事的是伺候人的活，脸上没有面子，以致老照护人员劳累一天，回家后还要对自己的工作躲躲闪闪，噤若寒蝉，使压力得不到宣泄。

（4）来自社会。按照传统的观念，照料高龄、失智、失能老年人的责任，应该由子女承担，但是，日夜陪伴着老年人的却是养老照护人员，他们为了照顾好老年人放弃了很多——有的背井离乡，一年难得和家人团聚几次；有的明知苦累和烦琐，却因为同情老年人而继续工作。他们理应受到全社会的尊重，但是社会对养老照护工作的偏见常常给养老照护人员带来更大的压力。

2.老年照护常见压力的调适方法

（1）正确认识衰老、疾病和死亡。生老病死是不可抗拒的自然规律，人人都会有这一天，作为养老照护人员，首先要端正自己的态度。社会的现在和将来，无一不透着老年人当年的贡献；现代人在享受生活不断改善的今天，应该饮水思源，以一颗爱心、责任心、感恩的心去关心老年人的晚年生活。家家有老人，人人都会老，关心今天的老人，等于关心明天的自己。正确认识衰老、疾病和死亡，是养老照护人员缓解压力、做好护理工作的重要前提。

（2）正确认识与家属合作的重要性。在面对老人衰老、疾病和死亡的时候，痛苦的不仅仅是老年人，他们的儿女同样也在承受痛苦的煎熬。以前的工作规律被打乱了，面临的是一边工作，一边为父母的病情忧心忡忡；以前的生活规律被打乱了，面临的是陪父母上医院，替父母找保姆；以前的经济自足被打乱了，面临的是为父母就医、请陪护，造成了经济上的拮据；还有情感上的失落和即将失去亲人的恐惧。种种原因常常使家属处于焦虑的状态：他们寄希望于医生，盼着现代医学能让老年人起死回生；他们寄希望于养老照护人员，希望通过细致的生活照料能让老年人返老还童。家属在这种急躁复杂的情绪支配下，常常会做出一些不尽如人意的举动。作为养老护理员，要体谅家属的难处，给家属以真诚的帮助。争取家属的合作，是排解压力、做好照护工作的重要条件。

（3）正确认识养老照护工作的意义。我国正处于人口老龄化加速发展时期，老龄问题作为关系国计民生的重大问题，已渗透到我国经济发展和社会生活的各个领域。此外，少子化、空巢化也呈加速发展势态。生活不能自理的老年人的长期照料问题，成为涉及千家万户和亿万老年人的最现实、最突出的重大民生问题。社会养老服务体系的建设，是党和政府、社会各界、广大人民普遍关注的问题，也是当前和今后相当长时期内，我国老龄事业的发展重点。作为养老照护人员，是在"帮天下儿女尽孝，替世上父母解难，为党和政府分忧"。养老照护人员能认识到自己的工作光荣而伟大，是解除压力、做好养老护理工作的重要根本。

照护工作是一个长期的过程，烦琐、单调，有时还需要繁重的体力脑力支出。养老照护不是一个轻松的工作，因此，照护人员要有足够的精神准备。照护者不仅要学习照护的基本知识和技能，还应当学会在精神和身体上的自我保护。可通过照护者之间的交流来调节及减轻精神负担，保持照护者的心理健康，及时适当的心理治疗可以阻止坏情绪的持续与发展，改善心境，重振信心斗志，改善自己的生活状态；照护才能持久。

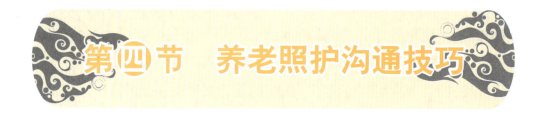

第四节　养老照护沟通技巧

沟通的目的有三个：放大正面心情，表达爱和关怀，分享快乐；释放负面情绪，寻求帮助；提出某些建议以产生良好的效果。

沟通重在倾听。在沟通过程中，80%是倾听，20%是说话。而在20%的说话中，提问题又占了80%。对提问题而言，越简单明确越好，并以自在的态度和缓和的语调表达，这样一般人的接受程度都极高。

要妥善运用沟通三大要素：文字、声音及肢体语言。经过行为科学家60年来的研究，面对面沟通时，三大要素影响力的比重分别是：文字7%，声音38%，肢体语言55%。

一、老年人的沟通技巧

1. 心态

首先，与老年人沟通时，应时刻耐心地倾听与真诚地表达。让老人感觉自己被重视、被尊重。

其次，当你答应帮助老人一件事时，记得一定要做到，而不是"用善意的谎言"哄他们，当他们的需求得不到回应、得不到帮助时，他们更多的会产生"无用感及挫败感"，会对自己对他人很失望。情况严重者，他们也许一反常态，不愿意配合你的工作，并处处针对你。

2. 位置

不要让老人抬起头或远距离跟你说话，那样老人会感觉你高高在上和难以亲近，应该近距离弯下腰或搬张椅子坐下来耐心与老人交谈，老人才会觉得与你平等和自己被重视。与老人沟通时，需多一些耐心和理解，挑出主要的事情做出反应，次要的细节需要纠正时，只需一笔带过，这样才能达到愉快而又圆满的沟通效果。

3. 用心交流

你的眼睛要注视对方眼睛，你的视线不要游走不定以至于让老人觉得你不关注他，同性间可以摸着对方的手交谈。表达你的善意尊重老人的价值，多给老人鼓励，使老人对生活满怀勇气和信心。

4. 语言

说话的速度要相对慢些，语调要适中，有些老人听力不好，则须大声点，但还要看对方表情和反应，去判断对方需要，不要使用批评的语气。

5. 了解情况

要了解老人的脾气、喜好，可以事先打听或在日后的相互接触中进一步了解。

6. 话题选择

要选择老人喜爱的话题，如家乡、亲人、年轻时的事、电视节目等，避免提及老人不喜欢的话题，也可以先多说自己，让老人信任你后再展开别的话题。

7. 真诚的赞赏

人都渴望被肯定，老人家就像小朋友一样，喜欢被表扬、夸奖，所以，真诚、慷慨地多赞美他，他就高兴，谈话的气氛就会活跃很多。

8. 应变能力

万一有事谈得不如意或老人情绪有变时，尽量不要劝说，先用手轻拍对方的手或肩膀作安慰，稳定其情绪，然后尽快扯开话题。

9. 有耐心

老人家一般都比较唠叨，一点点事可以说很久，不要表现出任何的不耐烦，要耐心地去倾听老人的话。在老人表达自己的想法和意见时，或者是在老人真实地想表达自己的情绪或意愿时，如果有意无意地打断，使老人无法准确、完全、有效地表达自己的真实意图，往往会对老人造成很大的打击。与老人沟通的时候，一定要注意语气与态度，这样老人才会更加地信任与接纳你！

服务案例

用心沟通赢得老人信赖

有些老年人一到洗澡时，便会自诉身体不适或称已经洗过澡了，过激一点的老年人可能会有打人、抓人的行为出现，护理员要辨析情况：

1. 不排除身体原因。

2. 老年人只是懒惰不想洗澡。

3. 沐浴服务过程有问题。

4. 沐浴操作过程有问题等。

确认原因后，用沟通技巧让老年人接受沐浴服务：

1. 让老年人信赖的护理员与之沟通，不要拆穿老年人谎言，半蹲在老人身边轻拍老人手部，与老人眼神接触，面露微笑：好吧，您先休息一会儿，等其他人洗得差不多了我再来接您好吗？让老年人心理有缓冲。

2. 用语言和肢体语言。护理员用可爱的表情和轻柔的语言：我和您刚才不是准备好衣物了吗，今天洗好澡，穿女儿买来的新衣服到楼下小花园走走，多美呀！到时候拍张照发给女儿看看好吗？让老人心动。

3. 以坚定、简单、正常的语气告诉他，洗澡也是老年人需遵守的契约！人人都该讲卫生。让老年人明白养老机构也是有一定规章制度的。

4. 老年人洗澡时，楼面的管理者应观察助浴过程是否有不妥之处，造成老年人不爱洗澡，如浴室内场面混乱、穿脱衣问题、助浴速度过快、冲洗未按规定流程、水温等因素。

5. 洗澡时先冲洗身体再洗头。饭后、空腹、疾病急性期（如高热及心、肺功能 4 级以上等）禁忌洗澡。控制时长为 15～20 分钟，室温 22℃～24℃，水温 40℃左右，洗澡过程注意空气流通、保暖。沐浴后要检查皮肤，涂抹润肤露等。

家博士点评：

服务与被服务人员之间要有良好的沟通和互动，护理员学会换位思考，从老人的角度看待问题，关心老人的疾病和心理。要深刻认识不同老人在健康状况、生活历程、文化背景、家庭状况等方面的差异，对服务重点和服务细节有不同需求。

二、家庭成员沟通技巧

人的互动可能是信息、情感等心理因素的交流，也可能是行为动作的交流。互动是一个过程，是由自我互动、人际互动和社会互动组成的。

人与人之间应该是亲密的，是面对面的互动与合作。家庭对于个人和社会都具有稳定、持久和连续的作用。家庭成员沟通技巧包括：

（1）确定沟通目的，控制好情绪，多用"我们"少用"你"，注重原则而不要注重细节。

（2）一个善于沟通的人，首先要善于倾听，因为倾听表达了你对讲话人的尊重，只有认真地倾听，才能正确地理解别人说话的真正含义。倾听包括用耳朵去听，也包括认真观察讲话人一些非语言信号传达出来的看似不确切但却真实的内容，还包括用心去体会讲话人用副语言（语气、语调、感叹词等）表现出来的真实含义。

（3）要"耐心"，善于等待。沟通的结果可能是双方满意的，也可能是双方不满意的，通常我们希望沟通的结果双方都能满意，但在实际生活中却不太可能。所以，要允许有等待的时间，适时、逐步地达成一致意见。

（4）如果在沟通中适时而准确地向对方提出一些问题，以便核实听到的内容是否准确，有助于沟通的进一步开展。特别对一些没有理解或尚未听清楚的内容，更应该通过提问，将交谈的内容明确，以利于进一步沟通。

三、人际关系沟通技巧

（一）人际沟通的概念

人际沟通是指人与人之间信息的传递、交流的过程。它具有双向互动的作用，所以称其为"沟通"。所谓双向互动，是指一个信息传递到另一个人后，必然引起接受者的反馈。同时，接受者也将反馈的信息传达到另一方，这才构成"沟通"。这种反馈可能是语言的，也可能是非语言（表情、眼神、体态）或者无声语言（文字、图画、符号等）。如果一方的信息另一方没有听懂或没有任何反馈，则不能成为沟通。

（二）人际沟通的功能

人际沟通具有心理、社会和决策等功能，和我们生活的层面息息相关。

1. 心理功能

（1）为了满足社会需求和他人沟通。

心理学认为，人是一种社会的动物，人与他人相处与需要食物、水、住所等同等重要。如果人与他人失去了相处的机会与接触方式，大都会产生一些症状，如产生幻觉、丧失运动机能，且变得心理失调。我们平常可与其他人闲聊琐事，即使是一些不重要的话，但却能因此满足彼此互动的需求，从而感到愉快与满意。

（2）为了加强肯定自我而和他人沟通。

由于沟通，我们能够探索自我及肯定自我。要如何得知自己有什么专长与特质，有时是借由沟通从别人口中而知的。与他人沟通后所得的互动结果，往往是自我肯定的来源，人都想被肯定、受重视，从互动结果中就能找寻到部分的答案。

2. 社会功能

人际关系提供了社会功能，且借着社会功能我们可以发展和维持与他人间的关系。我们必须经由与他人的沟通来了解他人。因此，在与某人进行第一次交谈后，可能会决定和此人保持距离或者接近他。

3. 决策功能

人类除了是一种社会的动物外，也是决策者。我们每时每刻都在做决策，不论接下来是否要去看电视，明天要穿哪一套衣服，或者是否该给对方一个微笑，都是在做决策。但决策有时可能靠自己就能做出，有时候却是和别人商量后一起做出。沟通满足了决策过程中的两个功能：促进资讯交换与影响他人。而正确和适时的资讯是做出有效决策之钥。资源有时是经由自己的观察而得，一些是从阅读中获得，有些是从传播媒体得来，但也有时是通过与他人沟通而获得。

（三）人际沟通的一般类型

人际沟通一般分为社交性人际沟通和专业性人际沟通。

1.社交性人际沟通

社交性人际沟通分为一般性人际沟通和关系性人际沟通。

（1）一般性人际沟通是在一些非正式场合偶然相遇时，互致问候或嘘寒问暖等，是沟通双方出于礼节和尊重而进行的沟通。

（2）关系性人际沟通则是指双方的社会关系确立，为了工作、学习和生活而必须进行的沟通。

2.专业性人际沟通

（1）根据所从事的专业不同，沟通的内容和方式也相距甚远，一般是指服务者和服务对象之间所进行的人际沟通。在护理工作中，这种专业性的人际沟通，主要涉及的是护理人员和护理对象。

（2）护理专业性人际沟通又分为互通信息性沟通和治疗性沟通。

一是在服务和被服务人员之间，因为所从事的专业不同，对对方所提供的服务项目不够了解，而要求服务者对其做出解释，或服务者要求被服务者做出相应的配合，需要互通信息，这种情况称为互通信息性沟通。在互通信息沟通中，不一定完全针对专业性的问题。

二是护理人员进行治疗性人际沟通时，与所服务的对象交谈与治疗和护理工作相关的问题。

（四）沟通的技巧

人们在进行各种沟通时，由于每个人所承担的社会角色不同、所处的地位不同、所负担的责任不同，因此，沟通双方所要达到的目的也不同。另外，由于双方所面临的需要不同、当时的心情不同或对某些事物的感受不同，很多时候沟通并不一定成功。因此，需要掌握一定的沟通技巧，使人际沟通能够达到预期的目的。

1. 沟通技巧包括的内容

（1）首先要学会"倾听"。

（2）学会"提问"。

（3）要善解人意。

（4）要"耐心"，善于等待。

（5）要"诚实"。

（6）要对事不对人。

（7）不要争辩对与错。

（8）选择恰当的时机。

（9）要三思而后言。

（10）要换位思考，了解别人的感受。

（11）发现说错了，要及时道歉。

2. 与家属沟通的技巧

（1）微笑服务。

对服务行业来说，微笑服务，最重要的是在感情上把老人的家属当亲人、当朋友，与他们同欢喜、共忧伤，成为家属的知心人。微笑会让家属感受到真诚。

（2）有条件信任。

因为结果而信任，即一个人努力之后，结果不错，所以我信任你。家属关照的事项要放在心上，这样才能够获得家属的信任，才能与家属保持良好的关系。

（3）换位思考与感同身受。

了解家属的工作与家庭情况及生活的困扰；耐心倾听家属的倾诉与

建议；善于察言观色与随机应变，捕捉与家属沟通的细节，并总结与提升沟通技巧；细心照顾好老人，得到家属的肯定；定期与老人的家属沟通老人各方面的生活与状况，不仅报喜也要报忧，以取得工作上的支持。

服务案例

如何照顾好认知症老人

为认知症老人更换房间或单纯的解释根本没有任何作用。在老人述说那些莫须有的事件时，我们要耐心听老人倾诉，用换位思考的方式理解老人的行为，接纳和支持老人，从情感上去温暖老人的心，用爱心和专业的工作理念全情投入，帮助老人正视自己身体机能的衰退。

根据老人的特点，挖掘老人的点滴长处，在合理的场合给予老人赞扬，使老人感受到自己仍有存在的价值和意义，给予有需要的老人一个爱的抱抱。有机会给老人讲一些奇闻逸事或诙谐幽默的故事，来分散老人的注意力，其中有一部分故事可来自各种文章中出现的认知症老人的情况，让老人在潜移默化中感到自己可能也有类似的情况，但不要去点破，一般老人都非常爱面子，慢慢地使老人产生信任感。

与医护合作关注老人的服药情况，进行喂药到口，因为老人在发病严重的时候可能会偷偷把治疗的药物扔掉或拒绝服药。与此同时，我们还要与家属沟通，目的有二：一是让家属了解老人的变化，老人的身体和思维都在走下坡路；二是这样的老人更需要亲情关怀，希望家属能给予精神慰藉。

家博士点评

认知症是很多老人都无法避开的现实，即使以前再聪明、再优秀，也仿佛被不可控力操控，慢慢地失去生活能力和尊严，渐渐地忘记亲人甚至自己。所以，为老人服务，需要亲情式的关爱、执着的坚

m

守、不断的创新思考等多方面的付出。一线护理员要懂得优质的护理服务是整个团队的协作，光靠一个人是很难解决问题的，护理服务一定要让老人有安全感、信任感和幸福感。

练习与提高

1. 请谈谈养老照护的职业定义。

2. 请结合自身的工作，谈谈职业道德对养老护理员工作的重要性有哪些。

3. 请结合自身谈谈如何提升养老护理员的职业道德水平。

4. 从一个护理员角度，请谈谈怎样做到"尊老敬老、以人为本"。

5. 护理员怎样才能做到"服务第一、爱岗敬业、遵章守法、自律奉献"？

6. 浅谈人际沟通的重要性，作为养老护理员谈谈沟通中的技巧有哪些。

第二章 养老照护职业安全常识

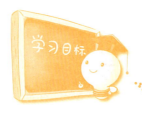

学习目标

（1）老年人的安全卫生、环境保护问题不仅影响老年人身体健康，也是护理纠纷的隐患，是护理关系不和谐的重要因素。

（2）不仅要掌握老年人安全防护基本规范和相关知识，还要掌握老年人的生活环境设计要求、老年人居室整理、安全卫生、环境保护等知识。

（3）掌握养老机构安全防护基本规范、养老护理员安全防护基本规范、预防跌倒的相关知识、预防坠床的相关知识、预防走失的相关知识、预防噎食和安全保护的相关知识。

（4）能基本掌握消防安全知识，遇到危险知道如何采取措施，将损失降至最低。

（5）知悉老年人的抚养、老年人婚姻、老年人养老金，以及老年人医疗、住房、参与社会发展等方面的权益，老年人权益受侵害处理的方式。

（6）清楚了解《中华人民共和国老年人权益保障法》《中华人民共和国劳动法》《中华人民共和国劳动合同法》《中华人民共和国消防法》《中华人民共和国食品卫生法》《2018刑法修正案（九）》的相关知识。

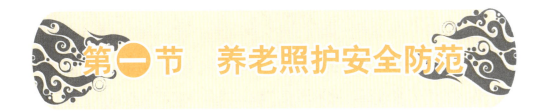

第一节　养老照护安全防范

随着我国人口老龄化速度的加快，老年人的机构养老问题受到越来越多的关注，做好老年人安全防护工作也成为养老机构待解决的重要课题。老年人的安全问题不仅影响老年人的身体健康，也是护理纠纷可能发生的隐患，是护理关系和谐与否的重要因素，作为养老护理员必须掌握老年人安全防护基本规范和相关知识。

养老护理小贴士

　　养老护理员懂得养老机构安全防护基本规范，懂得相关防护知识和卫生照护知识，确保老人安全。

一、环境安全防范

（一）老年人的生活环境设计原则

（1）整体设计要注意老年人的方便与安全。

（2）视线设计要方便老年人与家人或者养老护理员交流。

（3）光线设计要自然明亮，整体照明应全面，不留死角。

（4）厨房设计要安全明亮，使用操作简单化。

（5）卫生间设计重在安全、采光和通风。

（6）无障碍设计要考虑方便老年人活动和助行器、轮椅的使用。

（二）老年人居住环境注意事项

1. 居住地面注意防滑

为老年人装修卧室，应采用硬木地板或有弹性的塑胶地板，公共场所使用反光度低、花色素净、易于清洁的防滑地面砖。

2. 加强隔声避免嘈杂

老年人一般都有体质下降特征，或患有某些老年性疾病，一大特点是好静。所以，居家最基本的要求是门窗、墙壁的隔声效果要好，不要受到外界噪声影响。

3. 居室光线要明亮柔和

要让老年人能看清楚家具和物品，同时也应当注意，不要让一些表面光滑的物品在受到一定角度光线照射时产生眩光，避免引起老年人刺眼、眩晕等不适。

4. 家具要便于移动

为老年人准备的家具能随季节而变换位置，可以方便老年人冬季保温取暖、夏季散热通风。

5. 床的两侧都可以上下

老年人的睡床最好左右均不靠墙，这样既能方便老年人上下床，也能方便养老护理员照顾老年人和整理床铺。床的两侧要设置床挡，避免行动不方便或躁动不安的老年人坠床。

6. 方便使用常用物品

在老年人经常活动的周围，适当设置储物柜及台面，根据老年人习惯摆放常用物品，如书报、零食、水果、水杯、电视遥控器、便器等，以方便老年人拿取。

7.床边设置移动餐桌

床边设置可以灵活移动的餐桌，便于行动不方便的老年人床边就餐。

8.床头附近设置插座

在老年人床头设置电器插座，以方便必要时增强照明或使用医疗设备进行身体检查和医疗抢救。

9.床周围设置呼叫器

呼叫器设在老年人手能触及的地方，以方便老年人求助呼叫。

10.厨房要便于操作

让厨房台面便于操作及放置必备物品，橱柜分类储藏，便于老年人操作时随手取用。

11.卫生间设浴凳和扶手

浴凳方便老年人采用淋浴的方式坐着洗澡；坐便器旁边设置水平和竖直的扶手，便于老年人起坐撑扶。

12.公共场所设扶手和休息座椅

为了方便老年人在走廊活动，公共场所两侧要设置扶手，扶手高度以80～90厘米为好。同时，每隔20～30米设置休息座椅供老年人休息使用。

二、卫生安全防范

老年人卫生防护是老年人和养老护理员需要共同明确的内容。一方面，老年人自身可以预防或减少一些疾病的发生；另一方面，通过护理员的工作加强对老年人居室、环境、个人、食品等方面的卫生防护，来提高老年人的卫生防护能力，这就需要养老护理员了解并领会关于老年人居室卫生要求、老年人环境卫生要求、老年人个人卫生要求、老年人食品卫生要求等方面的相关知识。

（一）老年人卫生防护基本知识

1. 老年人居室卫生

老年人免疫力低，抗病能力低，大部分时间都在居室里度过，所以，保持老年人居室的整洁卫生十分重要，应该经常打扫擦洗、定期消毒。

自然通风是室内最有效的空气消毒方法，在良好的通风条件下，任何病菌都很难生存，所以，老年人居室要经常开窗通风，保持室内空气流通。

阳光是人类生活中不可缺少的宝贵因素。利用天然光线，不仅能突现室内杀菌消毒、净化空气，还能使人豁然开朗，精神愉快，所以，老年人居室应该用光充足。

2. 老年人环境卫生

除了居室，走廊、卫生间、浴室也是老年人经常要去的地方，所以，这些地方的卫生也很重要。走廊往往是老年人的活动场所，为了避免老年人磕碰绊倒，走廊地面要清洁、干燥、整齐、无杂物。一般情况下，卫生间和浴室都在一起，卫生间较高的温度和湿度成为病菌滋生的温床，因此，一定要保持卫生间的通风和干燥。卫生间的门把手、冲水按钮、水龙头等处是病菌寄生的地方，经常会沾有大肠杆菌、皮肤乳头瘤病毒、疣病毒、金黄色葡萄球菌等病菌，应该多冲洗清洁。

另外，老年人体质下降，患有某些疾病，最大特点是好静，对噪声特别敏感，所以，老年人的环境还应该保持安静。

3. 老年人个人卫生

老年人生活不能自理，非常简单的刷牙、漱口、洗脸、洗手、梳头、洗脚、洗澡、洗衣服、整理床单等，都需要别人帮助，这也是养老护理员每天要做的份内工作之一。做好老年人个人卫生护理，让老年人干干净净，保持清洁，不但能改善老年人的心情，让老年人精神焕发，还有利于一些病情的控制。例如，及时更衣沐浴，保持皮肤清洁，可减少皮肤感染；搞好外阴卫生，可减少尿路感染的机会等。

养老护理员一定要本着认真负责的态度，保质保量及时完成老年人个人卫生护理工作。

4. 老年人食品卫生

肠道传染病是病原微生物经口进入人体消化道后，引起的以腹痛、腹泻为主的疾病。导致肠道传染病的病原，主要是细菌、病毒和寄生虫。它们的个头都特别小，肉眼根本看不见，主要存在于病人的粪便和呕吐物中，还有那些被病人粪便和呕吐物污染的食物、水、餐具和其他物品。此外，苍蝇、蟑螂等昆虫也是传播肠道传染病的帮凶。当人吃了被污染的食物和水后，很容易发病。老年人对疾病的抵抗力较差，不注意饮食卫生，特别容易感染。

为了预防老年人发生肠道传染病，养老护理员一定要严肃认真，严把"病从口入"关。

（二）老年人卫生防护基本要求

1. 老年人居室卫生要求

（1）湿式作业。

对老年人居室，要求每天清扫，保持整洁。进行室内扫地、扫床、扫墙，抹桌椅、板凳、窗户、衣橱时，都要做到"湿式作业"，禁忌尘土飞扬。

（2）通风换气。

对老年人居室，要求经常进行通风换气：在通风良好的情况下，每日开窗 2 次以上，每次 30 分钟，以保持室内空气新鲜无异味，稀释或减少致病因子。

（3）充分采光。

在阳光能够照射到老年人居室的时候，要求拉开窗帘，充分采光。

（4）注意消毒。

在采取适当保护措施下，必要时，要求对老年人居室进行紫外线照射消毒，以减少传染性疾病发生。

（5）绝对禁烟。

烟对人百害而无一利，要求老年人居室绝对禁烟。

（6）清除害虫。

有害昆虫可以让老年人不适或传播疾病，要求老年人居室内无蝇、无蚊、无鼠、无蟑螂、无臭虫等有害昆虫。

（7）五个不准。

要求养老护理员和能自理的老年人在居室内，不准随地吐痰，不准乱扔杂物，不准随地大小便，不准乱泼脏水，不准乱倒垃圾。

2. 老年人环境卫生要求

（1）走廊。

对老年人来讲，流畅的空间可让他们行走更加方便。要求走廊内清洁，无乱堆乱放、无积存的垃圾、无杂物、无水渍。

（2）卫生间。

卫生间是很多细菌寄生的地方，要求通风，没有通风窗的卫生间，应加强人工排风；便池要求保持清洁通畅，用后及时冲洗，确保无污渍、无尿垢、无异味；墙面要定时冲刷保持干净，地面和地漏每天用消毒液消毒一次。养老护理员尽量避免直接用手接触门把手和便器按钮，接触后及时洗手；水龙头最好应用感应式。

（3）浴室。

要求老年人洗浴时，浴室温度全年保持在 17℃～ 27℃；不用时加强通风，保持干净；定期对下水道和地漏用消毒液进行消毒。

（4）五个不准。

要求养老护理员和能自理的老年人在老年人居住环境内，不准随地吐痰，不准乱扔杂物，不准随地大小便，不准乱泼脏水，不准乱倒垃圾。

3. 老年人个人卫生要求

（1）洗手。

老年人的手经常触摸各种东西，如果指甲再长一点，就会有尘土裹着细菌、病毒及寄生虫嵌在指甲缝里，随时可危害老年人的健康。因此，要求养老护理员要为老年人勤洗手，勤剪指甲。

（2）洗脸。

洗脸不仅能保持老年人的面部清洁，而且能使老年人精神焕发。要求养老护理员每日至少为老年人早晚各洗脸 1 次，洗脸水不宜过热，否则会使面部皮肤松弛和干燥加重。洗脸时要用双手轻轻按摩面部，洗脸后要用毛巾轻擦拭再涂少许护肤霜，让老年人面部干净滋润。

（3）洗头发。

老年人的头发是最容易藏污纳垢的地方。头发的毛根周围泥垢积存多了，会堵塞毛囊口，影响皮脂的排出，同时刺激头皮使人产生瘙痒感。另外，头发不干净，给一些有害昆虫（如虱子）提供了生存和繁殖的场所，引起老年人不适和疾病。所以，要求养老护理员一定要为老年人常洗头发，保持清洁卫生。

（4）洗会阴。

人体的排泄物和分泌物会给会阴部的细菌和真菌创造适合生长繁殖的条件。老年人身体免疫机能下降，会阴部不清洁，会使细菌和真菌繁殖的概率增加，也极易造成会阴部的各种疾病和尿路感染。为了老年人的健康，养老护理员要保持老年人会阴部的卫生，一般每天清洗一次即可，但是要注意大便后会阴部的清洗。清洗时坚决不要使用药物或肥皂，以避免刺激，用流动清水即可。如果使用药物，则必须在医生指导下进行。

（5）洗脚。

足部与人体健康有着极为密切的关系。洗脚时间宜在晚上临睡前进行。可用温水泡脚，同时用手搓脚趾、脚掌，这样不但洗得干净，而且搓揉按摩脚部可舒筋活络，活血化瘀，促进老年人气血运行。要求养老护理员必须重视老年人的洗脚问题。

（6）洗澡。

洗澡可清洁老年人身体，促进老年人全身细胞新陈代谢，还可消除神经紧张和身体疲劳。洗澡水的温度以40℃左右为宜，太热易使皮质脱落过多；时间以10分钟最适合，时间太长对心肺功能不利。要求养老护理员定期为老年人洗澡，但是避免洗澡过于频繁，避免使用碱性强的肥皂，因为洗澡过频和使用碱性强的皂液会去除老年人的皮肤油脂，导致皮肤干燥、皲裂甚至感染。

（7）洗衣服。

老年人外衣暴露在外，与外界的物品经常接触，容易沾染灰尘、污垢、饭菜汤和有害微生物；内衣裤直接与皮肤、肛门生殖器接触，上面吸附着大量的汗渍、皮脂、皮屑和大小便污渍，很容易让细菌滋生繁殖。要求养老护理员经常为老年人换洗衣服，及时去除衣服上的污垢和病菌，保持老年人个人卫生，保证老年人身体健康。

（8）洗被褥。

老年人的被褥也是藏污纳垢的地方。要求养老护理员对老年人的枕套、被罩、床单和被褥，做到勤洗、勤晒，利用阳光中的紫外线杀灭上面的细菌，驱除上面的潮气，使被褥、被罩、被单等保持清洁、平整、干燥、柔软。

三、食品安全防范

（一）老年人食品卫生要求

（1）应定期检查，防止老年人误食过期、变质的食品。

（2）对不适合老年人食用的食品，应与相关第三方沟通后处理。

（3）应防止照护对象购买社会上兜售的保健食品、药品，发现问题及时与家属沟通。

（4）一旦发现食物中毒和肠道传染病应保留现场，封存可疑食品和食品用具，以便查清原因。一般在吃了食品以后的一天之内突然出现恶心、呕吐、腹泻、腹痛、头晕、发烧等症状，或者同时就餐的多人在较短的时间内出现同样的症状，就应该怀疑是食物中毒。

（二）食物中毒具体处理措施

（1）要立即停止再吃可疑的食物。

（2）要进行自救，比如用手指压咽喉部的办法进行催吐，及时排出体内的有毒食物。

（3）及时将病人送到附近的医院进行治疗。

（三）老年人饮食卫生护理

1. 勤洗手

要求养老护理员和老年人都要做到饭前便后勤洗手。

2. 不喝生水

要求老年人不喝生水，不喝存放时间过长的开水。

3. 少吃冷饮

要求老年人尽量少吃冷饮，包括雪糕、冰激凌、冷饮料等。

4. 忌暴饮暴食

暴饮暴食会损害肠胃的防御系统，给肠道致病源有可乘之机。要求老年人不要一次吃太多食品。

5. 不吃剩饭

要求老年人选择新鲜食品，不吃剩饭，不吃腐败变质的食品。肠道传染病病原微生物特别喜欢温暖湿润的环境，会在剩饭剩菜上快速繁衍生长；腐败变质的食品加热后也不能食用，因为加热只能杀死病原菌，不能破坏其毒素，照样可以引起肠道传染病发作。

6. 生熟分开

为老年人加工食品时要求生熟分开；生吃瓜果蔬菜要用流水洗净；冰箱不是保险箱，吃剩的食物放在冰箱内，时间不能过长，再次食用前要充分加热。

7. 餐具消毒

老年人的餐具要求定期消毒。

8. 清洁环境

老年人洗碗间要求消灭苍蝇、蟑螂，环境清洁，防止致病微生物污染老年人食物和餐具。

9. 不吃无证食品

尽量不带老年人在外面就餐，尽量少吃或不吃凉菜，不要吃不具备卫生许可证的路边小摊的食品。

四、自身安全防范

（一）养老机构安全防护基本规范

1. 加强领导，落实安全防范措施

养老机构要加强领导，加强建章立制、规范管理，加强院长负责制和工作人员岗位责任制，坚持安全第一、预防为主的方针，坚决落实养老机构安全防范措施。

2. 加强隐患排查，预防安全事故发生

养老机构要加强安全教育和自我防范，对发现的安全隐患，要逐项

落实整改措施，切实把各项安全隐患消灭在萌芽状态。

（1）加强老年人个人安全管理，防止跌倒、坠床、走失、噎食、烫伤等事故的发生。

（2）认真排查老年人居住环境用电安全和火灾隐患，严防电器火灾和触电事故的发生。

（3）加强对生活用火的管理，禁止在老年人居室使用明火等具有安全隐患的设施，对不符合消防安全规定的问题立即进行整改。

（4）认真落实卫生安全措施，加强老年人居住环境的清洁卫生工作，防止传染病发生。

（5）认真搞好食品卫生管理，确保食品卫生安全，防止食物中毒。

（6）定期对老年人居室进行全面隐患排查和修缮，严防出现老年人自伤、他伤等事故。

（7）加强防暑降温、雨季防汛等工作，防止中暑等安全事故的发生。

（8）认真落实住院老年人请销假制度，老年人要求外出时必须履行请假手续，交代好安全注意事项，由家属知情签字后带领出院，回来时及时销假。

（9）严禁组织老年人在水边、公路上休闲、活动、游玩，防止溺水、交通事故和走失等。

（10）严格落实安全值班制度，认真落实防盗措施，保管好老年人的贵重物品和财产，对出入养老机构的人员做好登记，不准闲杂人员随意进入养老机构，防止被盗现象出现。

3. 加强养老机构安全设施建设和人员培训

养老机构要加强安全设施建设和人员培训工作，必须按照消防要求配置消防器材，要求全体员工能熟练使用灭火设备，能掌握自救逃生基本知识，能及时应对各种突发安全事件，以保证老年人生命安全。

（二）养老护理员安全防护基本规范

1. 严格遵守安全管理制度

养老护理员要严格遵守机构安全管理制度，提高安全意识，加强安全工作的责任感和紧迫感，坚决杜绝各类重大事故的发生。

2. 坚持安全第一、预防为主

养老护理员要坚持安全第一、预防为主的方针，落实岗位责任制，加强老年人个人安全管理，预防老年人跌倒、坠床、噎食、烫伤、走失等事故的发生。

3. 遵守用电安全规定

养老护理员要严格遵守养老机构用电安全规定，严防电器火灾和触电事故的发生。

4. 加强生活用火管理

养老护理员要加强对老年人生活用火的管理，禁止老年人在床上使用打火机、在床边使用蚊香等，避免引燃被褥引起火灾。

5. 加强环境清洁卫生

养老护理员要加强老年人居住环境的清洁卫生工作，预防传染病。

6. 加强食品卫生

养老护理员要提高食品卫生安全意识，确保食品卫生安全，预防老年人食物中毒。

7. 配合防暑降温防汛

养老护理员要服从养老机构的安排，坚决配合防暑降温、雨季防汛等工作。

8.严格执行请销假制度

养老护理员要认真执行住院请销假制度，老年人要求外出时，必须由家属带领履行请假手续，由家属签字后方可外出，回院后及时销假。

9.严禁私自组织老年人外出

养老护理员严禁私自组织老年人在水边和公路上活动、游玩，休闲，以防止溺水、交通等事故发生。

10.坚决执行安全值班制度

养老护理员要坚决执行安全值班制度，认真落实防盗措施，保管好老年人的贵重物品和财产，对出入养老机构的人员做好登记，不准闲杂人员随意进入养老机构，防止被盗现象出现。

11.发现安全隐患及时处理报告

养老护理员要加强安全防范意识，对发现的安全隐患，要及时处理，及时报告。

12.接受安全培训保证老年人生命安全

养老护理员必须接受安全培训，了解安全基本常识，具备对危险的初步判断能力，掌握自救和逃生的简易方法，熟练使用灭火设备，及时应对各种突发安全事件，以确保老年人的生命安全。

（三）老年人的安全防护相关知识

老年人常见的安全问题有跌倒、坠床、走失、噎食、烫伤、安全保护，养老护理员应掌握相关知识，以预防和应对以上安全问题。

1.预防跌倒的相关知识

老年人跌倒的发生率随增龄而增高。有资料统计，65岁以上老年人，每年跌倒1次的占30%，跌倒2次的占15%。世界卫生组织认为，跌倒是老年人慢性致残的第三大原因。

（1）常见原因。

① 大脑反应迟缓。老年人视力下降、立体感减弱、识别高低的能力差、大脑中枢对信息感受的过程减慢，对险情不能及时发现，发现后在回转动作的复杂过程中失去平衡，容易跌倒。

② 姿势控制力降低。衰老使脑细胞减少，神经系统功能降低，造成生理性的姿势控制能力降低，同时患有中枢神经系统疾病也可引起病理性姿势控制能力减弱，使姿势倾斜度增加，容易跌倒。

③ 肢体协调减弱。老年人关节活动不灵活，肌肉力量减弱，行走时骨盆必须侧向支持体重的那条腿，才能腾出另一条腿向前行走，当腿移动太慢，脚不能抬高时，则易发生跌倒。

④ 心脑血管病变。老年人因脑血栓、脑出血后遗症，小脑萎缩或帕金森氏病导致肢体活动不灵活，共济失调，稍有不慎易跌倒。老年人血管运动中枢的调节功能没有年轻人灵敏，突然站立时，发生直立性低血压引起头晕，也是容易跌倒的因素。

⑤ 药物因素。老年人因为睡眠不良或心理障碍，长期服用安眠药或镇静药，这些药有损害精神运动性功能的副作用，使老年人站立或行走不稳，容易跌倒。

⑥ 环境因素。居室、浴室、卫生间的布局和配备不合理，或老年人对环境不适应，也是造成老年人跌倒的危险因素。

（2）跌倒的预防。

① 衣服合适。老年人穿的衣、裤、鞋不宜过于长大。老年人的裤腿不能太长，太长会影响行走；老年人尽量不穿拖鞋，应穿合脚的布鞋或者是鞋底带有花纹的防滑鞋；老年人穿脱鞋子、袜子和裤子应坐着进行。

② 环境适宜。老年人的住所尽量减少台阶、门槛；家具陈设实用简单，尽量靠墙放，不轻易改变位置；老年人经常活动的地方，保持明亮整齐，不堆放杂物；老年人的日常用品放在随手能拿到的地方；老年

人经过的地面保持干燥；老年人用的卫生间应装坐便器和扶手；用淋浴方式洗澡，让老年人坐在防滑落的椅子上进行；用澡盆洗澡，澡盆不宜过高，盆口离地不应超过 50 厘米，盆底要放置胶垫；平时注意帮助老年人熟悉环境，加深对环境方位、布局和设施的记忆。

③ 行走训练。训练老年人在行动前先坐稳，再站稳，然后再起步行走。

④ 陪伴活动。对关节不灵，反应迟钝，有直立性低血压，或服用安眠、镇静类药物，进行降压治疗的老年人，夜间尽量不让其去厕所。如果夜尿较频，护理员提前将排便所需物品放在老年人床边，以方便老年人就近使用。必须下床或上厕所的老年人，一定要有人陪伴。小碎步态老年人行走时，必须有人搀扶或提供助行器。

（3）坠床的预防。

坠床是造成老年人外伤和骨折的原因之一，常见原因：意识障碍老年人，因为躁动不安，在自主或不自主的活动中坠床；在护理过程中，因翻身不当造成老年人坠床。

① 加强防范。对意识障碍老年人加床挡，或者在床旁用椅子挡护，对翻身幅度较大的老年人，必要时在两侧床挡上拴保险带预防坠床。

② 加强巡视。老年人睡眠时，也要经常巡视，发现睡眠中的老年人睡在靠近床缘时，要及时挡护，必要时为老年人向床内侧翻身，防止老年人坠床摔伤。

③ 加强协作。对体重较大、身材较高的老年人进行翻身或转移护理时，最好两人协作完成。

2. 预防走失的相关知识

（1）常见原因。

① 失智老人因为智力减退而走失。

② 老年人与家庭成员或护理员发生矛盾，故意赌气离家或离院出走。

（2）走失的预防。

作为护理员，不仅要让老年人生活无忧，而且要让老年人精神愉快，平时多向老年人嘘寒问暖，与他们交流谈心，让老年人感到温暖、亲近和依赖。

为老年人制作一张身份卡，写上老年人姓名、住址、联系电话，缝在老年人的外套上。

保留老年人近照，万一发现老年人走失，立即组织寻找或报警。

3. 预防噎食的相关知识

噎食是老年人猝死的常见原因之一。

（1）常见原因。

① 身体机能老化引起神经反射活动衰退、咀嚼功能不良、消化功能降低、唾液分泌减少，引起吞咽障碍而噎食。

② 脑血管病变使老年人的吞咽肌群互不协调，造成吞咽动作不协调而噎食。

③ 进餐时情绪激动，引起食管痉挛而噎食。

④ 进食大块食物，尤其是肉类或汤圆，未嚼碎就吞咽而噎食。

⑤ 进餐过快引起噎食。

（2）噎食的预防。

① 体位合适。老年人进餐时尽量采取坐位或半卧位，做到胃部不受压迫，使食物由食管较快地进入胃内。

② 心情平静。进餐时，提前进行心理疏导，使老年人不忧虑、不急躁，保持心情舒畅，注意力集中。

③ 食物软烂。老年人的食物宜少而精、软而烂。避免进食生、冷、粗、硬的食物。吃稀食易呛的老年人，应把食物加工成糊状进行喂食。

④ 细嚼慢咽。老年人吃饭时，不要催促，要让老年人细嚼慢咽。肉类、汤圆等食物要分割成小块让老年人慢慢进食，进食时每口食物不宜

过多。

⑤适当喝水。为老年人准备水或稀粥，在进餐的过程中，不时地给老年人喂一口，以缓解老年人因唾液分泌不足而发生咀嚼困难或吞咽困难。

4.预防烫伤的相关知识

（1）常见原因。

①为老年人用热水袋或热宝取暖时，长时间放置于一个部位，使局部慢性受热，造成烫伤。

②为老年人泡脚时，泡脚水过热导致脚烫伤。

③为老年人沐浴时，洗澡水过热造成老年人皮肤烫伤。

④老年人拿暖水瓶取水，因活动不灵或臂力不足，将热水洒在身上烫伤。

⑤老年人打翻热水或热饭，造成烫伤。

⑥在为老年人拔罐或艾灸时，因操作不当造成烫伤。

⑦老年人躺在床上吸烟，引燃被褥造成烫伤。

⑧老年糖尿病患者由于皮肤老化、变薄、脆性增大、感觉迟钝等原因，容易发生烫伤。

（2）烫伤的预防。

①使用热水袋时，盛水应不多于3/4的分量，要塞好活塞，检查热水袋无漏及无破裂，并加上袋套，方可使用，使用过程中加强巡视。

②为老年人泡脚，泡脚水维持在40℃左右即可。

③为老年人沐浴时，要先放冷水，再加热水调节水温，即使有水温加热调节装置，也要让热水先充分流出，测试水温在40℃左右后再冲洗老年人身体。

④对活动不灵或臂力不足的老年人，身旁禁忌放置热水瓶，所用开水由护理员定时帮助解决。

⑤在老年人面前摆放热水或饭菜，温度保持在40℃左右。护理员

打开水或端热饭菜时要避开老年人。

⑥ 严禁老年人在床上吸烟，避免引燃被褥造成烫伤，更要避免引起火灾。

⑦ 严格控制糖尿病老年人的取暖和用热水温度。

5. 约束性保护的相关知识

（1）常见原因。

随着人性化服务意识不断加强，许多国内外养老机构都提出了"去除约束"的口号。所以，约束法应尽量避免。但是，为防止谵妄、躁动等意识不清的老人发生坠床撞伤等意外伤害，在尊重老人尊严的前提下，应采取必要的保护措施，以确保安全。

（2）使用保护用具的原则

① 使用约束用具前向老人家属解释清楚，取得老人和家属的同意。在可用可不用的情况下，尽量不用。

② 可利用家庭环境和家具自然约束老人。

③ 选择符合要求并适合护理对象的保护器具和方法，加强巡视，1 小时一次，保护性制动措施只能短时间使用，使用时注意老人的卧位要舒适，并经常更换体位。

④ 使用约束带时要放衬垫，松紧适宜，并定时放松，对吵闹、挣扎的老人随时观察，定时更换体位和姿势，并认真做好交接班（床边和书面），有异常及时告知医生。定时观察局部皮肤血液循环状况，对局部进行按摩，以促进血液循环。

⑤ 约束时应注意保持老人的肢体处于功能位置，保护带松紧适宜，一般 1～2 指为宜，消瘦的 1 指，肥胖的 2 指。

五、自然灾害的应对处理知识

增强防灾减灾意识，普及推广防灾减灾知识和避灾自救技能，最大限度地减轻自然灾害的损失。牢固树立"安全第一"的思想，收集整理一些常见自然灾害的预防和应对知识。

（一）雷电灾害与防范

（1）雷电天气时，要留在室内，并关好门窗；在室外工作时，应躲入建筑物内。

（2）不宜使用无防雷措施或防雷措施不足的电视、音响等电器，不宜使用水龙头。

（3）雷雨时，切勿接触天线、水管、铁丝网、金属门窗、建筑物外墙，应远离电线等带电设备或其他类似金属装置。

（二）地震灾害与防范

（1）照明灯具、橱柜应加以固定。

（2）地震时避于桌下，背向窗户，保护头部。

（3）地震时切忌慌乱冲出室外，并避免慌张地上下楼梯。

（三）热带风暴灾害与防范

（1）注意收听有关天气预报，做好预防准备工作。

（2）房屋需要加固的部位及时加固，关好门窗。

（3）准备好食品、饮用水、照明灯具、雨具及必需的药品，预防不测。

（4）疏通泄水、排水设施，保持通畅。

（四）龙卷风灾害与防范

（1）龙卷风袭来时，应打开门窗，使室内外的气压得到平衡，以避免风力掀掉屋顶，吹倒墙壁。

（2）在室内，人应该保护好头部，面向墙壁蹲下。

（3）在野外遇到龙卷风，应迅速移向与龙卷风前进方向相反的方向或者侧向移动躲避。

（五）洪水灾害与防范

（1）受到洪水威胁时，如果时间充裕，应按照预定路线，有组织地向山坡、高地等处转移；在措手不及，已经受到洪水包围的情况下，要尽可能利用船只、木排、门板、木床等，做水上转移。

（2）洪水来得太快，已经来不及转移时，要立即爬上屋顶、楼顶、大树、高墙，暂时避险，等待援救，不要单身游水转移。

（六）极端雨雪低温天气

（1）关注好天气预报预警，即刻安排好安全防范措施，加强对电器线路及设施设备的检查，恶劣天气检查好门窗，发现问题及时沟通处置。

（2）为照护对象开启制暖设备、加衣加被，宣教不要外出，准备好必要的食物，做好防冻保暖工作配备。

（七）极端高温天气

（1）做好防暑降温工作，配备足够的防暑降温药品、清凉用品和急救设施。知晓预防中暑的防护措施和中暑急救等相关知识。

（2）夏季极端高温天气时为照护对象开启冷空调，准备好充足的温开水和防暑降温汤等，适时为照护对象温水冲凉，房间适当通风。

（3）加强安全宣传，建议少走动，适量喝水，对有心脑血管疾病的老年人加强关注，合理安排作息时间，稳定老人情绪，如观察到中暑现象即刻送医并通知家属。

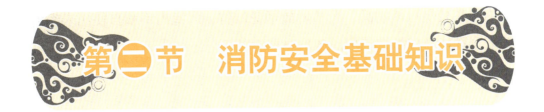

第二节　消防安全基础知识

消防安全管理工作贯彻"预防为主，防消结合"的方针，按照"谁主管，谁负责""谁在岗，谁负责"的原则，实行逐级防火安全责任制。在日常工作中要牢记防火工作的重要性，平时认真学习消防知识，自觉遵守各项安全规定，切实负责，加强检查，积极堵塞安全漏洞，把防火工作落到实处。

养老护理小贴士

安全知识要牢记，遇到危险莫慌张，熟练应用小技巧。

一、火灾的防范及急救措施

（一）火灾的防范

配置必要的装备、器材，配备自动报警系统、自动喷淋系统、紧急呼救系统、防排烟系统、卷帘门，以及各种消防安全指示标志、消防栓、消防器材等设备设施，其安全配置必须符合国家有关规范标准，不随意挪用、移动、挤占、遮挡和损坏。定期维护保养，保持设备的完好有效。定期进行灭火学习技能训练，提高预防和扑救火灾的能力。

新员工上岗前要进行严格的消防安全培训，经考试合格后方可上岗。应当认真遵守岗位安全制度，做到"三知、三会"（知道火灾危险性、初期火灾扑救方法、疏散逃生路线，会报火警、使用灭火器材、逃生自救）。

厨房等使用明火或产生热能源的部位，要严格管理、严格要求，要经常检查所使用的设备是否完好。不使用易燃易爆、化学危险品，建筑物内严禁焚烧可燃物品，严禁燃放烟花爆竹，居室内不私自使用未经消防安全职能部门批准使用的各类电器设备。

（二）急救措施

1. 火灾的概念

在时间和空间上失去控制的燃烧所造成的灾害，称为火灾。

2. 养老机构发生火灾的常见原因

主要原因有卧床吸烟、乱扔烟头、蜡烛引燃、蚊香引燃、电器使用不当、用火不慎、自燃、纵火等。

3. 火灾的分类

按燃烧物质及特性，火灾分为 A、B、C、D 四类。

（1）A 类，指固体物质火灾。

（2）B 类，指液体火灾和可熔化的固体物质火灾。

（3）C 类，指气体火灾。

（4）D 类。指金属火灾，如钾、钠、镁、铁、银、铝合金等物质的火灾。

4. 灭火剂的选择

应根据不同类型的火灾选择灭火剂：

（1）扑救 A 类火灾应选用水型、泡沫、磷酸铵盐干粉灭火剂。

（2）扑救 B 类火灾应选用干粉、泡沫、二氧化碳灭火剂。

（3）扑救 C 类火灾应选用干粉、二氧化碳灭火剂。

（4）扑救 D 类火灾选用 7150 灭火剂以及砂、土等。

5. 干粉灭火器使用方法

（1）使用前，先把灭火器摇动数次，使瓶内干粉松散。

（2）拔下保险销，对准火焰根部按下压把喷射。

（3）在灭火过程中，灭火器应始终保持直立状态，不得横卧或颠倒使用。

（4）灭火后，注意检查，防止复燃。

6. 灭火注意事项

（1）衣帽着火，立即设法脱掉或撕碎扔掉，可浇水或用浸湿的被褥包裹身体。

（2）家具着火，迅速用浸湿的被褥、衣物等捂盖灭火。

（3）家用电器或线路着火，要先切断电源，再用干粉灭火器灭火，不可直接泼水灭火，以防触电或电器爆炸伤人。

（4）救火时不要贸然打开门窗，以免空气对流，加速火势蔓延。

（5）身上着火禁止奔跑，避免加快燃烧速度和把火种带到其他场所引起新的火点。

（6）发生火灾，迅速拨打火警电话"119"。

7. 拨打"119"电话的注意事项

（1）火灾发生后，要及早报警，为消防队灭火争取时间，减少损失。

（2）报警时，要沉着冷静，不要惊慌。

（3）要讲清楚起火单位、地址、燃烧对象、火势情况，并将报警人姓名、所用电话号码告诉消防队以便联系。报警后，派人到通往火场的路口接应消防车。

8. 火场逃生注意事项

（1）预防烟雾中毒。火灾丧生人员中，大多数系烟雾中毒所致。因此，在被烟火围困时，不要轻易打开房门，以防烟雾侵入，正确的办法是关上烟雾通过的房门，以防烟雾流通；通过浓烟区时，最好匍匐前进，并用浸湿的毛巾、衣服等捂住口鼻。

（2）生命第一、不重财物。火灾发生时，最重要的是保护生命，不要为了穿衣服或寻找贵重物和钱财而耽误时间，避免失去逃生机会。

（3）观察房门情况。在打开房门之前，先用手触摸门板，如果门板发热或发现烟雾从门缝窜入，说明对面已经着火，不要打开房门，应从其他出口逃脱。即使房门不热，也要小心开启，发现烟雾或热浪浸入，立即迅速关闭房门，用浸湿的床单毛巾等塞紧门缝，防止烟雾流通，防止火势蔓延。

（4）及时求教。一旦脱离危险，不要轻易进入险区，如明确险区仍有被困人员，应立即向火场指挥人员报告。

9. 消防工作中四懂、四会、四能力

（1）四懂：懂火灾的危险性，懂预防措施，懂火灾的扑救方法，懂逃生自救。

（2）四会：会报火警，会使用消防器材，会处理险情事故，会疏散逃生。

（3）四能力：有检查和整改火灾隐患的能力、扑救初期火灾的能力、组织引导疏散逃生的能力、自我宣传教育培训的能力。

二、水、电、气的安全知识

安全用水、用电、用气常识是关系到人身安全的大事，具备初步安全知识可避免不必要的损失。

（一）自来水使用安全须知

（1）清晨拧开水龙头，最初流出的自来水是不可饮用的死水，停用一夜的水龙头及水管中的自来水是静止的，这些水及金属管壁及水龙头金属腔室会产生水化反应，形成金属污染水，并且自来水中残留的微生物也会繁殖起来，这种水含有大量对人体有害的物质，还可能藏着威胁人类健康的一种急性呼吸道传染病菌——军团菌。因此，早晨第一次打开水龙头最好放放水再使用，以免损害自己的健康。

（2）自来水的质量与水源、处理工艺等都有关系，建议煮开饮用。生活中自来水常见的问题有变色、异味等，这些现象是由于停水或者到了晚上自来水管会存有空气，而早上的水压较高，管道中的空气溶解到自来水中，打开水龙头，溶解的空气就从自来水中释放出来，形成大量的乳白色小气泡，并非水质问题造成。而自来水有时会变黄，是因为自来水管道中的铁锈等导致。对于这种现象，只需让脏水自然流干净，等水的颜色恢复正常再使用。

（3）用户有义务保护供水设施，注意防冻保温，不堆埋、损坏水表，不私拆改装自来水管道，及时更换老化或锈蚀的水阀和水龙头，以防爆裂造成跑水事故。居民发现室外有跑水情况，也应及时拨打维修电话。如因人为损坏供水设施，造成停水事故，责任由用户自行承担。

（二）用电使用安全须知

（1）不要用手去移动运转中的家用电器，如台扇、洗衣机、电视机等。

（2）不要赤手赤脚修理带电的线路或设备。禁止用湿手摸或湿布擦灯具、开关等电器用具。

（3）禁止随意将三眼插头改成两眼插头。禁止乱拉、乱接电线，禁止私自在原有的线路上增加用电器具。禁止使用不合格的用电设备。

（4）不要在无人看管的情况下使用电熨斗、电吹风、电炉等电器。禁止私设电网捕鱼、防盗、狩猎等。禁止用铅线、铜线等替代熔线用作保险丝。

（三）天然气安全常识

发生天然气泄漏应采取的措施：

（1）迅速关闭入户阀门，防止产生火花。严禁关、开任何电器和使用电话。熄灭一切火种，迅速打开门窗，让燃气散发到室外。

（2）不使用铁制工具在燃气管线上敲击，以防引起爆炸和着火。到户外致电燃气公司抢修电话，通知燃气公司处理。

（3）发现邻居家或他处燃气泄漏，应敲门通知，切忌使用门铃。如果事态严重，应立即撤离现场，拨打"119"。

（4）为了有效防止泄漏事故的发生，建议用气户要加装燃气报警器，同时为了降低意外发生后人身及财产的损失，建议购买燃气专项保险。

（5）注意遵守用气法规：

① 不准未办理手续的用户自行点火用气。

② 不准私自改动或拆除供气设施和天然气计量表。

③ 不准将有管道燃气设施的房间当作卧室使用。

④ 装修时，不要包裹燃气管道及将管道埋墙暗敷，并为燃气设施维修留出间距。

⑤ 发现天然气泄漏要及时向燃气公司或安全管理部门报告。

⑥ 对违反规定用户，将依照国务院颁布的《城镇燃气管理条例》有关规定进行处罚，情节严重的将追究刑事责任。

三、消防安全标志及含义

消防安全标志（图 2-1）是由安全色、边框、图像为主要特征的图形符号或文字构成的标志，用以表达与消防有关的安全信息。消防安全标志的颜色应符合有关规定。

（1）配电室、发电机房、消防水箱间、水泵房、消防控制室等场所的入口处应设置与其他房间区分识别类标识和"非公勿入"警示类标识。

（2）消防设施配电柜（配电箱）应设置区别于其他设施配电柜（配电箱）的标识，备用消防电源的配电柜（配电箱）应设置区别于主消防电源配电柜（配电箱）的标识，不同消防设施的配电柜（配电箱）应有明显区分的标识。

（3）供消防车取水的消防水池、取水口或取水井、阀门、水泵接合器及室外消火栓等场所应设置永久性固定的识别类标识和"严禁埋压、圈占消防设施"警示类标识。

（4）消防水池、水箱、稳压泵、增压泵、气压水罐、消防水泵、水泵接合器的管道、控制阀、控制柜应设置提示类标识和相互区分的识别类标识。

（5）室内消火栓给水管道应设置与其他系统区分的识别类标识，并标明流向。

（6）灭火器的设置点、手动报警按钮设置点应设置提示类标识。

（7）防排烟系统的风机、风机控制柜、送风口及排烟窗应设置注明系统名称和编号的识别类标识和"消防设施严禁遮挡"的警示类标识。

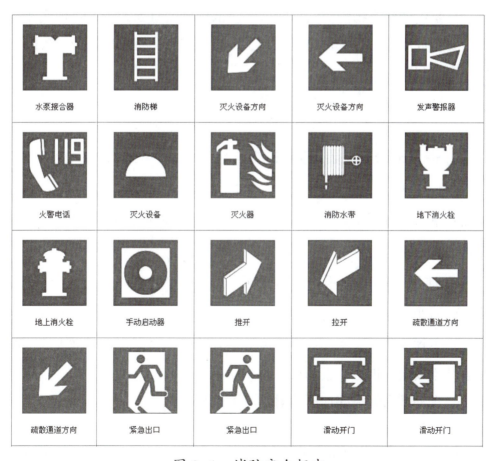

图 2-1　消防安全标志

（8）常闭式防火门应当设置"常闭式防火门，请保持关闭"警示类标识，防火卷帘底部地面应当设置"防火卷帘下禁放物品"警示类标识。

四、建筑消防设施的性能及使用方法

（一）建筑消防设施

建筑消防设施指建筑物内设置的火灾自动报警系统、自动喷水灭火系统、消火栓系统等用于防范和扑救建筑物火灾的设备设施的总称，常用的有火灾自动报警系统、自动喷水灭火系统、消火栓系统、气体灭火系统、泡沫灭火系统、干粉灭火系统、防烟排烟系统、安全疏散系统等。它是保证建筑物消防安全和人员疏散安全的重要设施，是现代建筑的重要组成部分，对保护建筑起到了重要的作用，有效地保护了公民的生命安全和国家财产的安全。

（二）常见消防设施使用方法

1. 使用干粉灭火器的方法

使用手提式干粉灭火器时，应拔去保险销，一只手握住胶管，将喷嘴对准火焰的根部；另一只手按下压把，干粉即可喷出灭火。（简记：拔销子、握管子、压把子）

2. 使用干粉灭火器的注意事项

一旦发生火灾，就近取灭火器，一手提灭火器，另一手拔掉保险栓，上下摇动数下，站在火势上风3～4米处。紧握压把对准火源根部喷射并不断向前推进，直到火灭为止。

（1）冲准火焰根部加压喷射，不可过高。

（2）距离火焰2～3米喷射。

（3）站在火焰的上风方向喷射（简记：上风向2～3米处冲火根喷）。

3. 灭火器压力表的辨认

压力表指针指向绿区为压力正好合适，压力表指针指向黄区为压力过大，压力表指针指向红区说明压力不足。（简记：绿区好、黄区大、红区小）

4. 消火栓的使用方法

使用消防栓时首先关闭所有灭火现场的电源，打开消火栓的玻璃门，按下手动报警器按钮，与之相连的水泵结合会自动加压，接好水带枪后（打开水阀门后由于水的压力较大，要将水枪头抱平）朝火场直射，直到火灭为止。

（1）打开消火栓门，如有按钮则按下内部火警按钮。

（2）一人接好枪头和水带奔向起火点。

（3）另一人接好水带和阀门口。

（4）逆时针打开阀门水喷出即可。（简记：按报警、接枪带、开阀门）

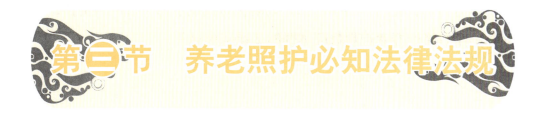

第三节　养老照护必知法律法规

法律法规具有指引、评价、教育、预测和强制等方面的规范作用，法律法规在社会经济、政治、思想文化生活等领域具有社会作用、政治职能和社会职能。学法、知法、守法是每个公民的权利和义务，每个人在工作中除了要了解一些基本的法律知识之外，更要认真学习和领会与自己工作相关的法律法规。养老护理员要重点掌握与自己工作相关的《中华人民共和国老年人权益保障法》《中华人民共和国劳动法》《中华人民共和国劳动合同法》《中华人民共和国消防法》《中华人民共和国食品卫生法》《刑法修正案（九）》等法规的基本内容和要求，只有这样，才能做好本职工作，维护好老年人的权益和自身权益。本章重点介绍以上几部法规的一些要点及其相关知识，以期帮助提高养老护理员的法律水平。

一、《中华人民共和国老年人权益保障法》相关知识

　　我国是世界上老年人口最多的国家，从全国总的情况看，多数老年人生活是有保障的，晚年生活是比较幸福美满的。但是，在一些地方，子女不赡养老年人、虐待和遗弃老年人、挤占或侵占老年人住房和其他财产、干涉老年人婚姻等事件也时有发生。加强对该法中关于老年人的赡养、老年人婚姻、老年人养老金，以及老年人医疗、住房、参与社会发展等方面的权益内容的学习，是老龄化时代赋予每个公民的责任，更是做一个合格的养老护理员应掌握的法律知识。

（一）《中华人民共和国老年人权益保障法》概述

　　《中华人民共和国老年人权益保障法》（以下简称《老年人权益保障法》）于 1996 年 8 月 29 日第八届全国人民代表大会常务委员会第二十一次会议通过，自 1996 年 10 月 1 日起施行。该法以我国《宪法》为依据，是我国第一部保护老年人合法权益和发展老龄事业相结合的专门法律。

　　该法分为总则、分则、附则三部分，其中最主要的是总则和分则。总则部分对法律的地位，对各级政府及相关国家机关、社会团体、企业事业相织的责任做了明确规定，并对开展敬老、养老宣传教育活动做了明确要求，提倡义务为老年人服务；提出对维护老年人合法权益和敬

老、养老成绩显著的组织、家庭或者个人给予表扬或者奖励，也提出老年人应当遵纪守法，履行法律规定的义务。

分则部分对家庭赡养与扶养、社会保障、参与社会发展、法律责任都做出了具体要求。

（二）《老年人权益保障法》的要点解析

1. 老年人的权益

根据《老年人权益保障法》的规定，老年人享有九项合法权益（利）。

（1）政治权利。

信仰、结社权利，政治地位、名誉、身份等。

（2）人身自由权。

活动范围不受限制，来去自由；不准歧视、侮辱、虐待和遗弃老年人。

（3）社会经济权利。

有经济担保权，有享受社会经济发展成果权，有休息、休假权，领取离退休金等的权利。

（4）赡养权。

享受子女的扶养，包括老年人抚育过的继子女、孙子孙女（父母先于祖父母去世的）。

（5）财产所有权。

老年人有权依法处分个人的财产。

（6）婚姻自由权。

主要指老年人的再婚自由，子女亲属不得以任何理由阻挠干涉。

（7）居住权（住房）。

保障老年人有自己的住房，老年人的自有住房受法律保护，子女和亲属不得侵占，不能擅自改变其产权关系和承租关系。对老年人自有的住房，赡养人有维修的义务。

（8）继承权。

老年人有继承父母或子女遗产的权利。

（9）文化教育权。

老年人有终身受教育的权利。

2. 老年人的赡养

老年人养老主要依靠家庭，家庭成员应当关心和照料老年人。赡养人应当履行对老年人经济上供养、生活上照料和精神上慰藉的义务，照顾老年人的特殊需要。

赡养人是指老年人的子女以及其他依法负有赡养义务的人。赡养人的配偶应当协助赡养人履行赡养义务。

赡养人对患病的老年人应当提供医疗费用和护理条件。赡养人应当妥善安排老年人的住房，不得强迫老年人迁居条件低劣的房屋。老年人自有的或者承租的住房，子女或者其他亲属不得侵占，不得擅自改变产权关系或者租赁关系。

赡养人不得以放弃继承权或者其他理由，拒绝履行赡养义务。赡养人不履行赡养义务，老年人有要求赡养人付给赡养费的权利。赡养人不得要求老年人承担力不能及的劳动。老年人与配偶有相互扶养的义务。由兄、姊扶养的弟、妹成年后，有负担能力的，对年老无赡养人的兄、姊有扶养的义务。赡养人之间可以就履行赡养义务签订协议，并征得老年人同意。居民委员会、村民委员会或者赡养人所在组织监督协议的履行。

3. 老年人婚姻与财产处理

老年人的婚姻自由受法律保护。子女或者其他亲属不得干涉老年人离婚、再婚及婚后的生活。赡养人的赡养义务不因老年人的婚姻关系变化而消除。婚姻自由包含多项内容，如老年人恋爱、结婚自由，离婚自由，再婚自由。

4. 老年人的养老金

国家建立养老保险制度，保障老年人的基本生活。老年人依法享有的养老金和其他待遇应当得到保障。有关组织必须按时足额支付养老金，不得无故拖欠，不得挪用。国家根据经济发展、人民生活水平提高和职工工资增长的情况增加养老金。

5. 老年人的医疗

国家建立多种形式的医疗保险制度，保障老年人的基本医疗需要。有关部门制定医疗保险办法，应当对老年人给予照顾。老年人依法享有的医疗待遇必须得到保障。

老年人患病，本人和赡养人确实无力支付医疗费用的，当地人民政府根据情况可以给予适当帮助，并可以提倡社会救助。

医疗机构应当为老年人就医提供方便，对 70 周岁以上的老年人就医，予以优先。有条件的地方，可以为老年病人设立家庭病床，开展巡回医疗等服务。提倡为老年人义诊。

6. 老年人的住房

老年人所在组织分配、调整或者出售住房，应当根据实际情况和有关标准照顾老年人的需要。新建或者改造城镇公共设施、居民区和住宅，应当考虑老年人的特殊需要，建设适合老年人生活和活动的配套设施。

7. 老年人参与社会发展

国家和社会应当重视、珍惜老年人的知识和技能，革命、建设经验，尊重他们的优良品德，发挥老年人的专长和作用。国家应当为老年人参与社会主义物质文明和精神文明建设创造条件。根据社会需要和可能，鼓励老年人在自愿和量力的情况下，从事下列活动：

对青少年和儿童进行社会主义、爱国主义、集体主义教育和艰苦奋斗等优良传统教育；传授文化和科技知识；提供咨询服务；依法参与科技开发和应用；依法从事经营和生产活动；兴办社会公益事业；参与维护社会治安，协助调解民间纠纷；参加其他社会活动。

8. 老年人权益受侵害的处理

老年人合法权益受到侵害的，被侵害人或者其代理人有权要求有关部门处理，或者依法向人民法院提起诉讼。人民法院和有关部门对侵犯老年人合法权益的申诉、控告和检举，应当依法及时受理，不得推诿、拖延。不履行保护老年人合法权益职责的部门或者组织，其上级主管部门应当给予批评教育，责令改正。

国家工作人员违法失职，致使老年人合法权益受到损害的，由其所在组织或者上级机关责令改正，或者给予行政处分；构成犯罪的，依法追究刑事责任。

老年人与家庭成员因赡养、扶养或者住房、财产发生纠纷，可以要求家庭成员所在组织或者居民委员会、村民委员会调解，也可以直接向人民法院提起诉讼。

服务案例

因财产继承问题侵害老年人权益

80岁的王老伯有4个儿子、1个女儿。3年前老伴过世后，王老伯的身体每况愈下，就轮流在几个孩子家生活。王老伯不想一直再"轮转"下去，于是就和最小的儿子商议，在小儿子家安度晚年，把房子留给小儿子。没想到，房子过户给小儿子后，小儿子以种种理由阻止父亲继续住在家中，一心想把父亲送进养老院。而另3个儿子和女儿得知此事后，也纷纷与父亲翻脸。王老伯陷入极度困境。

家博士点评：

晚年，许诺把房子留给小儿子，这是老年人的自由和正当权益，应该得到保护。一般来说，老年人辛苦一辈子获得的房产、储蓄等资产其实是老年人养老保障的基础。老年人一旦馈赠给子女，将由富有变成困顿，无法掌握自己生活的主动权，甚至原来平衡、和谐的关系也会因此而打破。所以，为了有效避免因家庭矛盾而影响安享晚年，老年人也应该学会理财，不要过早将财产作为遗产处理。

二、《中华人民共和国劳动法》相关知识

保护劳动者的合法权益，调整劳动关系，建立和维护适应社会主义市场经济的劳动制度，促进经济发展和社会进步，是《中华人民共和国劳动法》（以下简称《劳动法》）的立法宗旨。养老护理员作为社会劳动者之一，理应学习和掌握该法中关于劳动时间、工作时间、休息时间、劳动安全卫生的要求，以维护自身的合法权益。

（一）劳动法概述

《劳动法》是国家根据宪法而制定颁布的法律。从狭义上讲，《劳动法》是指 1994 年 7 月 5 日第八届全国人大通过，1995 年 1 月 1 日起施行的《劳动法》；从广义上讲，《劳动法》是调整劳动关系的法律法规，以及调整与劳动关系密切相关的其他社会关系的法律规范的总称。

以下对《劳动法》中的劳动合同、工作时间和休息休假、工资、劳动安全卫生、女职工和未成年工特殊保护等进行了简单解释和说明。

（二）《劳动法》的要点解析

1. 劳动合同

（1）劳动合同的订立。

劳动合同是劳动关系建立、变更、解除和终止的一种法律形式，劳动合同法律制度是劳动法的重要组成部分。劳动合同的订立必须遵循以下原则：平等自愿原则、协商一致原则、合法原则。

劳动合同的必备条款涉及 7 项：劳动合同期限、工作内容、劳动保护和劳动条件、劳动报酬、劳动纪律、劳动合同终止的条件、违反劳动合同的责任。

（2）劳动合同的变更。

劳动合同的变更是指劳动合同依法订立后，在合同尚未履行或者尚未履行完毕以前，双方当事人依法对劳动合同约定的内容进行修改或者补充的法律行为。

只要用人单位和劳动者协商一致，即可变更劳动合同的内容。劳动合同是双方当事人协商一致而订立的，经协商一致可以予以变更。一方当事人未经对方当事人同意擅自更改合同内容的，变更后的内容对另一方没有约束力。

劳动者患病或者非因公负伤，在规定的医疗期满后不能从事原工作，用人单位可以与劳动者协商变更劳动合同，调整劳动者的工作岗位。

劳动者不能胜任工作，用人单位可以与劳动者协商变更劳动合同，调整劳动者的工作岗位。

劳动合同订立时所依据的客观情况发生重大变化，致使劳动合同无法履行，用人单位可以与劳动者协商变更劳动合同。

这四种情形下，用人单位不得依据劳动法解除劳动合同：劳动者患职业病或者因工负伤并被确认丧失或者部分丧失劳动能力的；劳动者患病或者负伤，在规定的医疗期内的；女职工在孕期、产假、哺乳期内的；法律、行政法规规定的其他情形。

服务案例

王某没解除合同而跳槽

王某与某老年福利院签订了 5 年的劳动合同。合同执行到第 3 年时，王某提出涨薪要求，福利院以"乙方的要求超出合同约定及公司支付能力"为由拒绝。王某在接到拒绝通知的第二天即跳槽到某一家政公司，获得比原来高的薪酬。王某在跳槽前未向福利院提出解除劳动合同申请。王某这么做合法吗？

家博士点评

王某与福利院签订的劳动合同为有效合同。福利院没有出现违反劳动法的行为。《劳动法》中规定用人单位与劳动者协商一致，可以解除劳动合同；劳动者提前 30 日以书面形式通知用人单位，可以解除劳动合同。

王某在未与合同甲方协商一致、未提前 30 日书面通知甲方的情况下，单方终止劳动合同，属违法行为。王某应按照合同约定向甲方赔偿相应的损失。本案也表明，当用人单位与员工解除劳动合同时，员工一定要知道解除是否合法，不要让自己合法的权益受到侵害。

2. 工作时间和休息休假

（1）工作时间。

工作时间是指劳动者根据国家的法律规定，在 1 个昼夜或 1 周之内从事本职工作的时间。《劳动法》规定的劳动者每日工作时间不超过 8 小时，平均每周工作时间不超过 44 个小时。

（2）休息休假时间。

休息时间指劳动者工作日内的休息时间、工作日间的休息时间和工作周之间的休息时间。法定节假日休息时间、探亲假休息时间和年休假休息时间则称为休假。《劳动法》规定用人单位在元旦、春节、国家劳动节、国庆节及法律法规规定的其他休假节日中进行休假。用人单位应当保证劳动者每周至少休息一日。

（3）延长工作时间。

延长工作时间是指根据法律的规定，在标准工作时间之外延长劳动者的工作时间，一般分为加班和加点。《劳动法》对于延长工作时间的劳动者范围、延长工作时间的长度、延长工作时间的条件都有具体的限制。延长工作时间的劳动者有权获得相应的报酬。

3. 工资

（1）工资分配的原则。

工资分配必须遵循以下原则：按劳分配、同工同酬的原则，工资水平在经济发展的基础上逐步提高的原则，工资总量宏观调控的原则，用人单位自主决定工资分配方式和工资水平原则。

（2）最低工资。

最低工资是指劳动者在法定工作时间或依法签订的劳动合同约定的工作时间内提供了正常工作的前提下，用人单位依法应支付的最低劳动报酬。在劳动合同中，双方当事人约定的劳动者在未完成劳动定额或承包任务的情况下，用人单位可低于最低工资标准支付劳动者工资的条款不具有法律效力。

4. 劳动安全卫生

劳动安全卫生主要是指劳动保护，是指规定劳动者的生产条件和工作环境状况，保护劳动者在劳动中的生命安全和身体健康的各项法律规范，有利于保护劳动者的生命权和健康权，有利于促进生产力的发展和劳动生产率的不断提高。

劳动者的权利包括：获得各项保护条件和保护待遇的权利，知情权，提出批评、检举、控告的权利，拒绝执行的权利，获得工伤保险和民事赔偿的权利。

劳动者的义务包括：在劳动过程中必须严格遵守安全操作规程；接受安全生产教育和培训；报告义务。

5. 女职工和未成年工特殊保护

（1）女职工特殊保护。

由于女性的身体结构和生理机能与男性不同，有些工作会给女性的身体健康带来危害，从保护女职工生命安全、身体健康的角度出发，法律规定了女职工禁止从事的劳动范围，这不属于对女职工的性别歧视，而是对女职工的保护。同时，对女职工特殊生理期间的保护是指对女职工在经期、孕期、产期、哺乳期的保护，也称为女职工的"四期"保护。

（2）未成年工特殊保护。

未成年工指年满十六周岁未满十八周岁的劳动者。未成年工劳动过程中的保护包括：用人单位不得安排未成年工从事的劳动范围；未成年工患有某种疾病或具有某种生理缺陷（非残疾型），用人单位不得安排其从事的劳动范围；用人单位应对未成年工定期进行健康检查；用人单位招收使用未成年工登记制度；未成年工上岗前的安全卫生教育。

除以上内容之外，《劳动法》还对促进就业、集体合同、职业培训、社会保险和福利、劳动争议监督检查、法律责任等都做了具体规定。该法律的发布和施行对于保护劳动者的合法权益、调整劳动关系、建立和维护适应社会主义市场经济的劳动制度意义重大。

服务案例

怀孕期能解除劳动合同吗？

李某与某护理院签订了为期 3 年的劳动合同，其中有一条款："鉴于护理服务行业本身的特殊要求，凡在本院工作的女性服务员，合同期内不得怀孕。否则护理院有权解除劳动合同。"合同履行约 1 年后，李某的男友单位筹建家属楼，为能分到住房，李某与男友结婚，不久怀孕。护理院得知后，以李某违反合同条款为由做出与李某解除劳动合同的决定。

问题：该护理院能否单方解除劳动合同？

家博士点评：

护理院不能单方解除与李某的劳动合同。为保护女职工的合法权益，我国《劳动法》明确规定女职工在孕期、产期、哺乳期内的，用人单位不得解除劳动合同。合同应继续履行。本案表明，作为妊娠的女职工，任何用人单位是无权解除与其劳动合同的，不要因为妊娠而放弃自己的合法权益。

三、《中华人民共和国劳动合同法》相关知识

《中华人民共和国劳动合同法》（以下简称《劳动合同法》）对规范企业用工行为、维护劳动者合法权益、促进劳动关系和谐稳定等方面具有积极作用。该法中关于劳动合同的订立、劳动合同的履行和变更、劳动合同的解除和终止、试用期、违约金等内容的规定，对于每个人来说都是极为重要的，对于养老护理员维护自身权益、提高自己的政治经济地位等十分有益。

（一）《劳动合同法》概述

自 1998 年劳动和社会保障部成立后，便将劳动合同立法列入 21 世纪前 10 年中期的劳动保障立法规划。在 2005 年 10 月 28 日，国务院原则通过了《劳动合同法（草案）》，并于 2005 年 11 月 26 日正式提请全国人大常委会审议。经过为期两年的讨论修改，《劳动合同法》于 2007年 6 月 29 日第十届全国人民代表大会常务委员会第二十八次会议四审通过，自 2008 年 1 月 1 日起施行。

《劳动合同法》的制定充分考虑了我国劳动关系双方当事人的情况，针对"强资本、弱劳工"的现实，内容侧重于对劳动者权益的维

护，使劳动者能够与用人单位的地位达到一个相对平衡的水平。与此同时，《劳动合同法》也并没有忽视用人单位权益的维护，它既规定了劳动者的权利义务，也规定了用人单位的权利义务；既规定用人单位的违法责任，也规定劳动者违法应承担的法律责任。通过这种权利义务的对应性，构建和发展和谐稳定的劳动关系。

《劳动合同法》共包括 8 章 98 项条款，涉及劳动合同的订立、劳动合同的履行和变更、劳动合同的解除和终止等内容。

（二）《劳动合同法》的要点解析

1. 劳动合同要用书面形式

劳动合同不仅是明确双方权利和义务的法律文书，也是今后双方产生劳动争议时主张权利的重要依据，员工进单位工作，首先应该考虑与单位签订书面劳动合同。

《劳动合同法》中将劳动合同分为固定期限、无固定期限和以完成一定工作任务为期限的劳动合同，还规定了劳务派遣和非全日制用工两种用工形式。其中，除了非全日制用工外，其他用工形式均须订立书面合同。

针对未订立书面劳动合同的情况，《劳动合同法》做出了相应的罚则。该法规定，用人单位自用工之日起超过一个月不满一年未与劳动者签订劳动合同的，应当向劳动者每月支付两倍工资作为赔偿；应当签订而未签订劳动合同的情况满一年后，将视为"用人单位与该劳动者间已订立无固定期限劳动合同"。

2. 用人单位不得向员工收取押金

酒店、餐饮等服务行业普遍存在这样一种现象，员工一般都要统一着装上岗，而单位却以此为由向员工收取几百元不等的服装押金。《劳动合同法》对用人单位的这种行为做出明确规定，用人单位招用劳动者，不得要求劳动者提供担保或以其他名义向劳动者收取财物。

在用工过程中，如果工作服是必须穿着的，应当视为企业给员工提供的劳动条件之一，用人单位没有理由向员工收取押金。对于用人单位违法收取押金的行为，《劳动合同法》做了明确规定，用人单位违反该法规定，以担保或其他名义向劳动者收取财物的，由劳动行政部门责令限期退还劳动者本人，并以每人 500 元以上 2000 元以下的标准处以罚款；给劳动者造成损害的，应当承担赔偿责任。

3. 试用期

有的用人单位通过与员工约定较长的试用期或者多次约定试用期，来规避对员工应尽的法律责任。《劳动合同法》对劳动者试用期限和工资都做了详细的规定，企业滥用试用期的行为得到有效遏制。

《劳动合同法》规定，同一用人单位与同一劳动者只能约定一次试用期，试用期包含在劳动合同期限内。其中，劳动合同期限三个月以上不满一年的，试用期不得超过一个月；劳动合同期限一年以上不满三年的，试用期不得超过两个月；三年以上固定期限和无固定期限的劳动合同，试用期不得超过六个月。用人单位违法约定试用期的，将由劳动保障行政部门责令改正；如果违法约定的试用期已经履行的，劳动者还可以向用人单位按规定要求支付赔偿金。

除了试用期有明确规定外，《劳动合同法》对试用期间工资也给出了明确标准，即不得低于本单位相同岗位最低档工资或者劳动合同约定工资的百分之八十，并不得低于用人单位所在地的最低工资标准。

服务案例

试用期内患病可以解除劳动合同吗？

1997 年 12 月，王某经体检、考核合格，与某单位签订了两年期的劳动合同。合同规定试用期为 6 个月。1998 年 1 月，王某患急性肺炎住院两个月，共花费医疗费 5000 余元。出院后，单位以王某在试用期内患病，不符合录用条件为由，做出了解除劳动合同的决定。王某遂向当地的劳动争议仲裁委员会提出申诉。

家博士点评：

这是一宗违反劳动合同法规的案件，用人单位的违法行为具有一定的隐蔽性。本案中的单位以王某患病、不符合录用条件为由，在试用期内解除了与王某所签订的劳动合同，从表面上看是对的，但实际上是不正确的。首先，单位约定的试用期违反规定；其次，王某在签订劳动合同时，是经体检合格的，其所患疾病不是原来就有的，而是由于感冒等原因导致的急性肺炎；最后，急性肺炎是可以治愈的，且本案中的王某已治愈，治愈后对其所从事的工作没有影响。因此，单位不应该以试用期内患病为由而解除其劳动合同。

4. 劳动合同必备条款

《劳动合同法》规定了劳动合同必须具备的条款，与《劳动法》相比，增加了工作地点、工作时间和休息休假、社会保险、职业危害防护等重要内容，更加有利于维护劳动者的合法权益。

5. 违约金

以前，一些用人单位与员工签订劳动合同，往往以设定高额的违约金来限制员工流动，现《劳动合同法》对违约金的设定有了新规定，除两种特殊情况外，用人单位不得与劳动者约定由劳动者承担违约金。这两种情况分别是：第一，用人单位为劳动者提供专项培训费用，对其进行专业技术培训并约定了服务期后，员工违反服务期约定的，应当按照约定向用人单位支付违约金；第二，负有保密义务的劳动者违反竞业限制责任或保密协议时，员工也应承担违约金责任。

服务案例

福利院高额违约金有效吗?

小刘是某福利院的护理员,与福利院签订了为期 5 年的合同,合同虽然仅几十条,却规定了 10 多项违约金条款,有一项是如果小刘跳槽,需一次性支付 5 万元违约金。工作半年后,小刘发现另一家福利院招人,开出的条件和待遇都比现在的单位好很多。他想跳槽,但面对巨额违约金,又陷入了深深的苦恼之中。

家博士点评:

为防止劳动者跳槽,不少用人单位都规定了高额违约金。按照《劳动合同法》对违约金的相关规定,除两种特殊情况外,其余一切情况包括劳动者跳槽都不再需要向用人单位支付高额违约金。不过,劳动者跳槽仍需付出一定代价,因为《劳动合同法》第九十条规定,劳动者违反法律规定解除劳动合同,给用人单位造成损失的,应当承担赔偿责任。因此,该福利院约定的高额跳槽违约金是无效的,小刘只要在赔偿对该福利院造成的损失后就可跳槽去另一家福利院。该案例表明,一方面,劳动者跳槽给用人单位造成损失需要承担赔偿责任;另一方面,要注意赔偿的损失不能等同于高额违约金。

6. 无固定期限劳动合同

一些劳动者认为签了无固定期限就等于捧上了"铁饭碗",一些企业则认为与员工签订无固定期限就不能与员工解除劳动合同了,其实这些都是对"无固定期限劳动合同"的误解。

实际上,无固定期限劳动合同除了不能以合同到期为由解除外,同样可以通过双方协商或依法律规定而解除。根据《劳动合同法》规定,若员工出现严重违反用人单位的规章制度等情况时,用人单位仍可解除劳动合同。

7. 劳务派遣用工成本提高

劳务派遣近年来因其成本低、用工灵活、便于管理的优势，在我国迅速发展，劳务派遣用工形式非常普遍。但长期以来劳务派遣工的权益得不到保护，被随意克扣工资、同工不同酬等事件屡屡发生。

为了让劳务派遣工享受与正式员工的同等待遇，《劳动合同法》对劳务派遣用工做了一系列的规定，大大提高了劳务派遣的成本，值得用工单位和被劳务派遣者注意。第一，在选择劳务派遣单位时，应与具有合法资质，注册资本不少于 50 万元的公司进行合作；第二，劳务派遣单位与派遣员工签订的劳动合同，期限不能少于 2 年，派遣员工没有工作时，派遣单位也要以所在地最低工资标准按月支付报酬；第三，派遣员工不用向劳务派遣单位、实际用工单位支付任何派遣费用；第四，被跨地区派遣的员工，其劳动报酬和劳动条件，按用工单位所在地标准执行；第五，本着同工同酬的原则，实际用工单位应当向派遣员工支付加班费、绩效奖金，提供与工作岗位相关的福利待遇；第六，派遣员工在实际用工单位连续工作的，同样适用该单位的工资调整机制；第七，实际用工单位不得使用派遣员工向本单位或者所属单位进行再次派遣。

此外，《劳动合同法》实施后，很多用人单位为了逃避新法实施带来的高用工成本而青睐使用劳务派遣工，其实，随着国家对劳务派遣用工的不断规范，劳务派遣成本已经大大上升。

8. 工作中应注意的问题

（1）不签订劳动合同，对劳动者不利的地方很少，但对企业来说却有许多不利。

（2）用人单位最好使用劳动行政部门提供的劳动合同范本，如未使用劳动合同范本，则须注意自行设计的劳动合同文本也应具备《劳动合同法》规定的必备条款，否则将由劳动行政部门责令改正，给劳动者造成损害的，还要承担赔偿责任。

（3）员工手册、企业制度最好通过企业工会确认。

四、《中华人民共和国消防法》相关知识

消防工作是国民经济和社会发展的重要事业，是维护公共安全和社会安定的大事，也是机关、团体、企业事业单位乃至居委会、村委会工作的组成部分。《中华人民共和国消防法》（以下简称《消防法》）是促进消防工作法制化，推动消防事业发展的强大动力，也是提高全社会消防意识和抵御重大火灾能力的有力武器，还是落实消防安全责任制的保证，纠正和制裁违反消防管理行为的法律准绳。该法在消除火灾隐患、减少消防违法行为方面具有震慑作用。对为集聚老年人服务的养老护理员来说，应该掌握消防工作方针、政府责任、消防安全教育、单位消防安全职责、安全许可、消防组织、灭火救援、监督检查、公民的消防权利和义务、消防违法行为等方面的规定和要求，以提高消防意识，加强对服务对象的保护。

（一）《消防法》概述

《消防法》已由第十一届全国人民代表大会常务委员会第五次会议于2008年10月28日修订通过，自2009年5月1日起施行。

《消防法》是以我国的根本大法《宪法》为依据的，是我国第一部消防安全方面的专门法律。该法于1998年4月29日第九届全国人民代表大会常务委员会第二次会议通过，2008年10月28日第十一届全国人民代表大会常务委员会第五次会议修订实施。《消防法》是预防火灾和减少火灾危害，加强应急救援工作，维护公共安全的重要法律。《消防法》的修订和颁布实施，对加强我国消防法治建设、推进消防事业科学发展、维护公共安全、促进社会和谐，具有十分重要的意义。

《消防法》分为总则、分则、附则三部分，其中最主要的是总则和分则。总则部分对法律的地位、监督管理、消防宣传教育、消防义务等

方面做了明确规定。分则部分对火灾预防、消防组织、灭火救援、监督检查、法律责任都提出了具体要求。

(二)《消防法》的要点解析

1. 消防工作方针、原则

《消防法》规定"消防工作贯彻预助为主、防消结合的方针，按照政府统一领导、部门依法监管、单位全面负责、公民积极参与的原则，实行消防安全责任制，建立健全社会化的消防工作网络"，确立了消防工作的方针、原则和责任制。

2. 政府责任

国务院领导全国的消防工作。地方各级人民政府负责本行政区域内的消防工作。各级人民政府应当将消防工作纳入国民经济和社会发展计划，保障消防工作与经济社会发展相适应。

国务院公安部门对全国的消防工作实施监督管理。县级以上地方人民政府公安机关对本行政区域内的消防工作实施监督管理，并由本级人民政府公安机关消防机构负责实施。军事设施的消防工作，由其主管单位监督管理，公安机关消防机构协助；矿井地下部分、核电厂、海上石油天然气设施的消防工作，由其主管单位监督管理。

县级以上人民政府其他有关部门在各自的职责范围内，依照本法和其他相关法律、法规的规定做好消防工作。法律、行政法规对森林、草原的消防工作另有规定的，从其规定。

3. 消防宣传教育

各级人民政府应当组织开展经常性的消防宣传教育，提高公民的消防安全意识，机关、团体、企业、事业等单位，应当加强对本单位人员的消防宣传教育。公安机关及其消防机构应当加强消防法律、法规的宣传，并督促、指导、协助有关单位做好消防宣传教育工作。教育、人力资源行政主管部门和学校、有关职业培训机构应当将消防知识纳入教育、教学、培训的内容，新闻、广播、电视有关单位应当有针对性地面向社会进行消防宣传教育。工会、共产主义青年团、妇女联合会等团体应当结合各自工作对象的特点，组织开展消防宣传教育，村民委员会、居民委员会应当协助人民政府及公安机关等部门，加强消防宣传教育。

4. 单位消防安全职责

机关、团体、企业、事业等单位应当履行下列消防安全职责：

（1）落实消防安全责任制，制定本单位的消防安全制度、消防安全操作规程，制订灭火和应急疏散预案。

（2）按照国家标准、行业标准配置消防设施、器材，设置消防安全标志，并定期组织检验、维修，确保完好有效。

（3）对建筑消防设施每年至少进行一次全面检测，确保完好有效，检测记录应当完整准确，存档备查。

（4）保障疏散通道、安全出口、消防车通道畅通，保证防火防烟分区、防火间距符合消防技术标准。

（5）组织防火检查，及时消除火灾隐患。

（6）组织进行有针对性的消防演练。

（7）法律、法规规定的其他消防安全职责。

（8）单位的主要负责人是本单位的消防安全责任人。

服务案例

烟头阴燃酿不测——红星乡敬老院火灾

2010年5月2日5时2分，某县红星乡敬老院发生火突，造成5人死亡。火灾过火面积340平方米，直接财产损失19.4万元。火灾是红星乡敬老院院民王林高在酒后卧床吸烟过程中睡着，燃烧的烟头在床上被褥中长时间阴燃所致。

家博士点评：

老年人进敬老院，本来是为了寻找一个清静之地，安度晚年，不料却葬身火海之中。敬老院管理失责，致使院民酒后吸烟导致火灾，令人痛惜。敬老院工作人员应督促老年人不要卧床吸烟，加强组织巡逻查看，发现火灾隐患及时采取措施。

5. 安全许可

举办大型群众性活动，承办人应当依法向公安机关申请安全许可，制订灭火和应急疏散预案并组织演练，明确消防安全责任分工，确定消防安全管理人员，保持消防设施和消防器材配置齐全、完好有效，保证疏散通道、安全出口、疏散指示标志、应急照明和消防车通道符合消防技术标准和管理规定。

6. 消防组织

各级人民政府应当加强消防组织建设，根据经济社会发展的需要，建立多种形式的消防组织，加强消防技术人才培养，增强火灾预防、扑救和应急救援的能力。县级以上地方人民政府应当按照国家规定建立公安消防队、专职消防队，并按照国家标准配备消防装备，承担火灾扑救工作。乡镇人民政府应当根据当地经济发展和消防工作的需要，建立专职消防队、志愿消防队，承担火灾扑救工作。

公安消防队、专职消防队按照国家规定承担重大灾害事故和其他以抢救人员生命为主的应急救援工作。公安消防队、专职消防队应当充分发挥火灾扑救和应急救援专业力量的骨干作用，按照国家规定，组织实施专业技能训练，配备并维护保养装备器材，提高火灾扑救和应急救援的能力。

机关、团体、企业、事业等单位及村民委员会、居民委员会根据需要，建立志愿消防队等多种形式的消防组织，开展群众性自防自救工作。公安机关消防机构应当对专职消防队、志愿消防队等消防组织进行业务指导；根据扑救火灾的需要，可以调动指挥专职消防队参加火灾扑救工作。

7. 灭火救援

县级以上地方人民政府应当组织有关部门针对本行政区域内的火灾特点制订应急预案，建立应急反应和处置机制，为火灾扑救和应急救援工作提供人员、装备等保障。任何人发现火灾都应当立即报警。任何单位、个人都应当无偿为报警提供便利，不得阻拦报警。严禁谎报火警。人员密集场所发生火灾，该场所的现场工作人员应当立即组织、引导在场人员疏散。

任何单位发生火灾，必须立即组织力量扑救，邻近单位应当给予支援。消防队接到火警，必须立即赶赴火灾现场，救助遇险人员，排除险情，扑灭火灾。

公安机关消防机构统一组织和指挥火灾现场扑救，应当优先保障遇险人员的生命安全。

8. 监督检查

地方各级人民政府应当落实消防工作责任制，对本级人民政府有关部门履行消防安全职责的情况进行监督检查。县级以上地方人民政府有关部门应当根据本系统的特点，有针对性地开展消防安全检查，及时督促整改火灾隐患。

公安机关消防机构应当对机关、团体、企业、事业等单位遵守消防法律、法规的情况依法进行监督检查。公安机关消防机构在消防监督检查中发现火灾隐患的，应当通知有关单位或者个人立即采取措施消除隐患；不及时消除隐患可能严重威胁公共安全的，公安机关消防机构应当依照规定对危险部位或者场所采取临时查封措施。

9. 公民的消防权利和义务

任何人都有维护消防安全、保护消防设施、预防火灾、报告火警的义务。任何成年人都有参加有组织的灭火工作的义务。

任何人不得损坏、挪用或者擅自拆除、停用消防设施、器材，不得埋压、圈占、遮挡消火栓或者占用防火间距，不得占用、堵塞、封闭疏散通道、安全出口、消防车通道。

任何人发现火灾都应当立即报警。任何人都应当无偿为报警提供便利，不得阻拦报警。严禁谎报火警。

火灾扑灭后，相关人员应当按照公安机关消防机构的要求保护现场，接受事故调查，如实提供与火灾有关的情况。

任何人都有权对公安机关消防机构及其工作人员在执法中的违法行为进行检举、控告。

10. 消防违法行为

消防违法行为主要有以下方面：

（1）消防设计经公安机关消防机构依法抽查不合格，不停止施工的。

（2）建设工程投入使用后经公安机关消防机构依法抽查不合格，不停止使用的。

（3）建设单位未依法将消防设计文件报公安机关消防机构备案，或者在竣工后未依法报公安机关消防机构备案的。

（4）建设单位要求建筑设计单位或者建筑施工企业降低消防技术标准设计、施工的。

（5）建筑设计单位不按照消防技术标准强制性要求进行消防设计的。

（6）工程监理单位与建设单位或者施工企业串通，弄虚作假，降低消防施工质量的。

（7）人员密集场所在门窗上设置影响逃生和灭火救援的障碍物的。

（8）生产、储存、经营易燃易爆危险品的场所与居住场所设置在同一建筑物内，或者未与居住场所保持安全距离的。

（9）生产、储存、经营其他物品的场所与居住场所设置在同一建筑物内，不符合消防技术标准的。

（10）非法携带易燃易爆危险品进入公共场所或者乘坐公共交通工具的。

（11）阻碍公安机关消防机构的工作人员依法执行职务的。

（12）在火灾发生后阻拦报警，或者负有报告职责的人员不及时报警的。

（13）擅自拆封或者使用被公安机关消防机构查封的场所、部位的。

（14）人员密集场所使用不合格的消防产品或者国家明令淘汰的消防产品的。

（15）消防产品质量认证、消防设施检测等消防技术服务机构出具虚假、失实文件的。

五、《中华人民共和国食品卫生法》相关知识

为了保证食品安全，保障公众身体健康和生命安全，我国制定了《中华人民共和国食品卫生法》、在中华人民共和国境内从事下列活动，应当遵守该法：

（1）食品生产和加工（以下称食品生产），食品销售和餐饮服务（以下称食品经营）。

（2）食品添加剂的生产经营。

（3）用于食品的包装材料、容器、洗涤剂、消毒剂和用于食品生产经营的工具、设备（以下称食品相关产品）的生产经营。

（4）食品生产经营者使用食品添加剂、食品相关产品。

（5）食品的贮存和运输。

（6）对食品、食品添加剂、食品相关产品的安全管理。

供食用的源于农业的初级产品（以下称食用农产品）的质量安全管理，遵守《中华人民共和国农产品质量安全法》的规定。但是，食用农产品的市场销售、有关质量安全标准的制定、有关安全信息的公布和该法对农业投入品做出规定的，应当遵守该法的规定。

总之，食品安全工作实行预防为主、风险管理、全程控制、社会共治，建立科学、严格的监督管理制度。

六、《刑法修正案》（九）相关知识

2015 年 8 月 29 日，《刑法修正案》（九）全文通过，自 2015 年 11 月 1 日起施行。

（一）目的背景

自 1997 年全面修订《刑法》以来，全国人大常委会根据惩罚犯罪、保护人民和维护正常社会秩序的需要，先后通过一个决定和八个刑法修正案，对《刑法》做出修改、完善。

近年来，一些地方多次发生严重暴力恐怖事件，网络犯罪呈现新特点，从总体国家安全观出发，需要统筹考虑《刑法》与其他维护国家安全方面法律的衔接配套，修改、补充《刑法》的有关规定；随着反腐败斗争的深入，需要进一步完善《刑法》的相关规定，为惩腐肃贪提供法律支持；此外，为落实党中央关于逐步减少使用死刑罪名的要求，并做好劳动教养制度废除后法律上的衔接，有必要修正《刑法》的相关规定。

（二）主要内容

《刑法》修改时往往要针对涉及民生、社会诚信、网络安全等方面出现的新情况增设罪名。这次修改《刑法》坚持宽严相济的刑事政策，维护社会公平正义，对社会危害严重的犯罪惩处力度不减，保持高压态势。同时，对一些社会危害较轻，或者有从轻情节的犯罪，留下从宽处置的余地和空间。

第一，该修正案适度回应了人民群众的核心关注。比如，嫖宿幼女罪的存废，公民网络信息的保障，"医闹"等社会难题的治理，"替考"等恶劣现象的处罚，司法权威的维护等，皆有明确之规制。

第二，适度接近或实现了《刑法》的核心理念。《刑法》的核心理念是维护公共秩序、保障人格人权，其最直接的观测标准是各类非暴力犯罪中死刑减少的数量。该次修改取消了包括经济类犯罪在内长期"备而不用"的诸如走私武器、组织卖淫、集资诈骗等9类犯罪的死刑，使死刑总量降低至46个，实为中国刑法一大进步。

第三，刑罚的轻重格局架构，践行了《刑法》的时代与政治立场。主要表现为：针对极其严重的贪腐犯罪新增"终身监禁"处罚之规定，直接回应了当前中国反腐大决战的高压政治态势；针对暴恐和极端主义犯罪的"重典"，也可视为针对我国面临总体安全威胁境况开出的"良方"；出台更为严苛与细化的各种整治"医闹"和"死磕"等扰乱社会公共秩序类犯罪的规则，无疑对维护司法权威、确保公共机构或活动的法治秩序，有巨大的硬法作用。

第四，在《刑法》第二百六十条后增加一条，作为第二百六十条之一：对未成年人、老年人、患病的人、残疾人等负有监护、看护职责的人虐待被监护、看护的人，情节恶劣的，处三年以下有期徒刑或者拘役。

随着社会人口的增多，老龄化也较为严重，也时常会有虐待老人的事情发生。根据我国《刑法修正案》（九）中关于虐待罪的规定，对未成年人、老人等弱势群体有虐待情况，情节恶劣的将会处以三年以下的有期徒刑或者拘役，其中包括护工、敬老院看护人员等对老人有看护、监护职责的人员。

《刑法》第二百六十条：虐待家庭成员，情节恶劣的，处二年以上有期徒刑、拘役或者管制。养老机构如果出现歧视、虐待、遗弃老人的情况，会被处以2000元以上5000元以下罚款。

服务案例

养老院存在火灾隐患与应对措施

2015 年 5 月 25 日 20 时左右，河南省鲁山县某养老院发生特大火灾，造成 39 人死亡，6 人受伤。

家博士点评：

养老院存在的火灾隐患：

● 可燃物量大而集中

在养老院发生的火灾中，起火物多数指向床铺、沙发等软垫织物，我国养老院中普遍使用的材料，如未经阻燃或耐阴燃处理的锦纶、涤纶、化纤混纺等，其耐燃性能较低。

● 消防安全意识欠缺

养老院里老年人行动比较迟缓，他们缺乏足够的消防安全意识。比如，经常卧床吸烟，难以有效监管，老年人手中的烟头如没有及时熄灭，极易引发火灾。

● 电气线路存在安全隐患

受经济水平限制和对安全需求程度的影响，一些养老院的电气设施存在大量隐患，线路容量不足，敷设不规范、管线老化等问题较为普遍。还存在电器长时间使用不检修导致漏电起火等隐患。

● 杂物占用消防通道

部分养老院把杂物堆放在疏散通道内。同时，堆放的可燃物品有可能被引燃，导致通道烟雾弥漫、引发明火造成更大危险。

养老院防火基本要求：

● 养老院不应设在地下或半地下。

● 养老院采用三级耐火等级的建筑时，不应超过二层；采用四级耐火等级的建筑时，应为单层；设置在三级耐火等级的建筑内时，应布置在首层或二层；设置在四级耐火等级建筑内时，应布置在首层。

● 疏散楼梯不得少于两个，养老院的疏散尽量采用环形走道和外廊设计。

- 失能或半失能的老人应优先安排在便于疏散的地点。
- 定期检查电气使用情况，叮嘱老人不要使用劣质插线板，不能超负荷用电。

发生火灾的自救：

- 平时最好在床头边备一杯水，一旦发生火灾，马上泼湿被子，代替湿毛巾捂住口鼻。也可准备一些小工具，如口哨、手电等，老人体力有限，这些工具可以帮助逃生。
- 身上着火时，不要带火奔跑，应该设法把衣服脱掉，也可以卧倒在地上打滚；身处位置接近水源的，可想办法用水淋湿衣服。
- 养老院一旦发生火灾事故，在拨打"119"报警电话的同时，要组织员工迅速组织老人进行疏散，特别对年老体弱、卧病在床、没有自理能力的老人要重点进行援救，并及时清点人数。
- 敬老院起火疏散过程中要注意尽可能分散人流，避免大量人员涌向一个出口，造成人员踩踏。通道被烟雾封阻时，员工要及时给被困老人传递湿毛巾、湿布条等物品，供给他们捂口、捂鼻用。养老院应为行动不便的老人设计专门的疏散逃生路线，制订专门的应急疏散预案。

家博士答疑

入职时已超过退休年龄，但签的是劳动合同，构成劳动关系吗？（高院再审）

何英姑于 2014 年入职东莞某玩具厂，入职时已经达到法定退休年龄，但未享受养老保险待遇。入职时公司与何英姑订立了书面劳动合同。

2018 年 5 月，何英姑以公司拖欠工资为由提出被迫解除劳动合同，并要求公司支付解除劳动合同的经济补偿，公司不同意，何英姑遂申请劳动仲裁。

仲裁庭于 2018 年 5 月 28 日做出不受理通知书，以何英姑超过法定退休年龄，申请不属于劳动人事争议仲裁范围为由，不予受理。

一审法院：该案应为劳务纠纷，不属于劳动纠纷范畴。何英姑不服，向东莞中院提起上诉。

二审法院：何英姑入职时已经达到法定退休年龄，与公司不构成劳动合同关系。

高院裁定：何英姑在原审法院向其解释后仍坚持以劳动合同关系提起本案诉讼，一、二审法院裁定驳回并无不当。

广东高院经审查认为，该案争议焦点为：申请人何英姑与公司是否构成劳动关系。

何英姑在 2014 年入职时已经达到法定退休年龄，《中华人民共和国劳动合同法实施条例》第二十一条规定"劳动者达到法定退休年龄的，劳动合同终止"。何英姑与公司并不构成劳动合同关系而是属于劳务关系，何英姑在原审法院向其解释后仍坚持以劳动合同关系提起本案诉讼，一、二审法院裁定驳回起诉、上诉并无不当。

何英姑认为该案属于劳动关系的再审申请缺乏法律依据，该院不予支持。何英姑因向公司提供劳务所产生的纠纷可另诉解决。

综上，何英姑的再审申请不符合《中华人民共和国民事诉讼法》第二百条规定的再审情形。依照《中华人民共和国民事诉讼法》第二百零四条第一款、《最高人民法院关于适用〈中华人民共和国民事诉讼法〉的解释》第三百九十五条第二款的规定，裁定如下：

驳回何英姑的再审申请。

● 练习与提高

1. 请结合所在的机构谈谈安全防护基本规范的要求以及安全防护知识点。

2. 老年人居室卫生、环境卫生、个人卫生、食品卫生有哪些基本要求？

3. 怎样预防老年人跌倒、坠床、走失、噎食、烫伤？安全保护的要点有哪些？

4. 从一个护理员角度，请谈谈遇到自然灾害该怎么办。

5. 简述防火基本常识，如何灭火与逃生。

6.《老年人权益保障法》对老年人的赡养方面有哪些规定？

7.《劳动法》中对工作时间和休息休假时间有哪些规定？

8. 请结合自身实际谈谈与单位签订的是怎样的合同，对试用期和违约金方面有哪些规定。

9. 作为一个养老护理员，请谈谈消防安全的重要性，以及养老护理员应该做好哪些消防安全方面的工作。

10. 养老护理员应该通过哪些途径来提高自身法律素养？

第三章 基础照护

注：因基础护理是老人护理的基本、常见内容，故本章每节增加学习目标，以帮助学员更加明确学习要点。

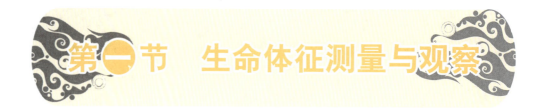

第一节　生命体征测量与观察

学习目标

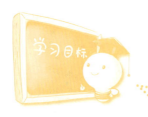

（1）熟练掌握生命体征测量的基本要领。
（2）掌握生命体征的正常标准。
（3）通过生命体征测量做到准确的观察。
（4）了解生命体征测量的各种方法。

一、体温测量与观察

（一）人体的正常体温

口测法：36.2℃～37.2℃

腋测法：36℃～37℃

肛测法：36.5℃～37.5℃

37.5℃～38℃为低度发热，38.1℃～39℃为中度发热，39.1℃以上为高度发热。

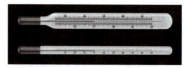

图 3-1　水银体温计

（二）体温计

体温计包括水银体温计和电子体温计（如图 3-1、图 3-2）。水银体温计由玻璃制成，里边装有水银柱；水银遇热上升的刻度就是体温度数。

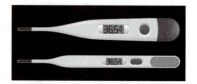

图 3-2　电子体温计

（三）测量体温的准备

（1）测量体温30分钟前应充分休息，避免喝水、进食、洗澡、擦浴、热敷、体力活动、情绪激动等。

（2）测量体温前应用拇指和食指握紧体温计上端，手腕急速向下向外甩动，将水银柱甩到35℃以下。甩时要注意四周，避免将体温计碰破。

（四）测量体温

1.腋下测温

腋下测温时，对出汗多的老人要先擦去腋窝部的汗水，再把体温计的水银端放入腋窝深处。水银端不能伸出腋窝外，让老人屈臂，夹紧体温计，10分钟后取出，读数。

2.肛门测温

（1）在体温计水银端涂少量油类润滑。

（2）病人侧卧或平卧屈膝，将体温计的水银端慢慢以旋转方式插入肛门3～5厘米处。

（3）用手握住体温计的上端，以防脱落折断，3分钟后取出，用软手纸将体温计擦净，再用酒精棉球擦净消毒。

（4）读数。

3.口腔测温

（1）将体温计的水银端放在老人舌下，嘱咐老人闭紧口唇，但牙齿不要咬合。如果老人口唇闭合不紧，可轻柔地帮助其闭紧。

（2）3分钟后取出，读数。

（五）测量体温后的体温计清洁

测完体温，用75%浓度的酒精浸泡30分钟消毒。传染病人体温计要专人专用。

（六）体温计的读数

1. 水银体温计读数

背光站立，用拇指和示指（即食指，医学上把食指叫作示指）拿好体温计，左右转动，直到看清水银柱为止。从侧面看可以看到一条细线，如果从正面看，可以看到一条粗线，粗线顶端所指的刻度即表示体温，旁边的数字即为读数。

2. 电子体温计读数

从显示数字中直接读取，有的电子体温计有记忆功能。

二、脉搏、呼吸测量及观察

（一）正常脉搏

脉搏是左心室收缩，血液经动脉系统流动时所产生的波动感觉。各个年龄脉搏标准不同。正常成年人每分钟 60 ～ 100 次，常为每分钟 70 ～ 80 次，老人脉搏稍慢，每分钟 55 ～ 60 次。

（二）测脉搏准备工作

（1）测脉搏前不要过度兴奋，休息 10 ～ 20 分钟。
（2）让老人平卧或坐着，手臂放松。

（三）测脉搏方法

1. 测脉搏的部位

测脉搏常选用较表浅的动脉，靠拇指一方的桡动脉是最方便和常采用的部位，其他如颈动脉（在颈侧面）、颞浅动脉（靠近外耳道与耳轮处）或足背动脉也可采用。

2. 测脉搏所用物品

手表或秒表、笔和记录本。

3. 测脉搏

测脉搏时将食指、中指、无名指（即第 2、3、4 指）指端并排放在动脉上，压力大小以能摸清楚动脉波动为限。一般病人计数半分钟，并将所测的数值乘以 2 即为每分钟的脉搏数。

（四）呼吸测量

（1）准备工作：准备有秒针的表、记录本、笔。

（2）测量方法：将手放在老人的诊脉部位，注意观察老人胸部或腹部的起伏，一起一伏为一次呼吸，数 30 秒，将所测的数值乘以 2 为每分钟呼吸频率，计数并记录在记录本上。

三、血压测量及观察

（一）正常血压范围

老人正常血压：白天 135/85mmHg，夜间 120/70mmHg。

（二）测量血压方法

测量血压的方法主要有水银柱血压计测量和电子血压计测量两种（如图 3-3）。

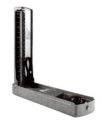 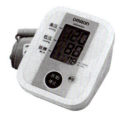

图 3-3　水银柱血压计和电子血压计

1. 水银柱血压计测量

（1）老人取坐或卧位，裸露右上臂，上臂与心脏处在同一水平。

（2）将袖带紧贴缚在老人上臂，袖带的下缘应在肘弯上 2～3 厘米。将听诊器探头置于肱动脉搏动处。

（3）测量时快速充气，使气囊内压力达到桡动脉搏动消失后再升高 30mmHg，然后以恒定的速率每秒 4mmHg 缓慢放气。

（4）应相隔 1～2 分钟重复测量，取 2 次读数的平均值记录。

2. 电子血压计测量

（1）将血压计的臂带打开，避免臂带从金属环中滑出。

（2）裸露左臂将血压计套在臂环上，臂带底部高于肘部 1～2 厘米，绿色标记位于手臂内侧动脉上，空气管在中指手掌方向延长线上。

（3）将臂带紧紧缠在手臂上，按下开关开始测量。一般绑好臂带充气后能容纳一个手指的间隙为好。

四、血糖测量及观察

（一）正常血糖

空腹：3.9～6.1mmol/L（氧化酶法或己糖激酶法）

餐后：6.7～9.4mmol/L（氧化酶法或己糖激酶法）

（二）测量血糖方法

（1）七步洗手清洗，用酒精消毒手指。

（2）老人消毒后手臂须下垂 30 秒，使血液充分流到手指。

（3）将采血针放入刺指笔中，刺破手指取适量的血。

（4）待血糖仪指示取血后，将血滴在血糖试纸指示孔上。

（5）把血糖试纸插入到血糖仪中。

（6）在记录本上记录血糖值和监测时间。

五、体重测量及观察

采用电子体重计或杠杆秤，不允许使用弹簧式体重秤。受试者穿短衣裤、赤足，自然站立在体重计踏板的中央，保持身体平稳。记录数据以千克为单位，精确到小数点后 1 位，测量误差不得超过 0.1 千克。

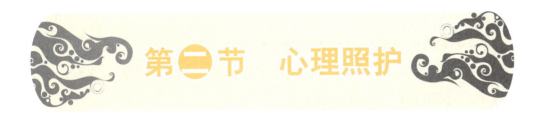

第二节　心理照护

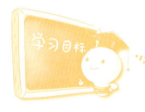

学习目标

（1）了解老人心理特点的外在表现。
（2）通过心理特点的表现掌握心理照护的方法。

一、老人的心理特点

（一）老人基本心理特点

（1）脑功能下降，记忆力衰退。

（2）情绪不稳定，自控能力差。

（3）趋向保守，固执己见。

（4）统觉发达，判断准确。

（5）喜安静、惧孤独，不耐寂寞。

（6）希望健康长寿。

（二）老人矛盾心理表现

（1）角色转换与社会适应的矛盾。

（2）老有所为与身心衰退的矛盾。

（3）老有所养与经济保障不充分的矛盾。

（4）安度晚年与意外刺激的矛盾。

（三）老人自卑心理表现

（1）老化引起的生活能力下降。

（2）疾病引起的部分或全部生活自理能力和适应环境能力的丧失。

（3）离退休后，角色转换障碍。

（4）家庭矛盾。

（四）健康老人的心理标准

（1）保持个性的完整与和谐。

（2）具有一定的学习能力。

（3）保持良好的人际关系。

（4）充分地了解自己。

（5）生活目标切合实际。

（6）与外界环境保持接触。

二、心理照护方法

（1）创造良好的沟通环境，营造和谐沟通的氛围。

（2）建立良好的第一印象。

（3）培养良好的沟通素质。

（4）尊重老人，避免让其感到不信任的身体语言、语调和面部表情。

（5）掌握语言沟通技巧，确保沟通顺畅。

（6）善用非语言交流技巧，提高沟通效果，如倾听、微笑、目光、身体姿势、触摸、安抚等。

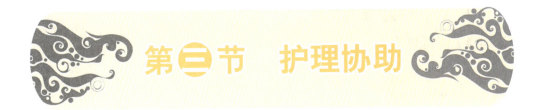

第三节　护理协助

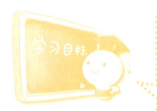

（1）遵循安全第一的原则，能以细心、爱心、责任心辅助做好老人的冷热疗法应用。
（2）能正确为老年人进行热水袋、冰袋的照护，识别冷热应用的异常情况。
（3）能熟知老年人使用热水袋、冰袋的重要性，学会观察老年人使用热水袋、冰袋的情况，理解老年人体温正常值及体温影响因素。

一、冷热疗法的应用

冷和热对人体是一种温度刺激，无论用于局部或全身，都可借助于神经末梢的传导，引起皮肤和内脏器官的血管收缩或扩张，改变机体各系统的体液循环和新陈代谢等活动。

（一）冷疗法

冷疗法是指用比人体温度低的物体（固体、液体、气体），使皮肤的温度降低，以达到治疗的目的。

1.冷疗作用

（1）减轻局部充血或出血。

（2）减轻疼痛。

（3）制止炎症扩散和化脓。

（4）降低体温。

养老护理小贴士

1. 大片组织受损、局部血循环不良或感染性休克，微循环明显障碍、皮肤颜色青紫时，不宜用冷敷，以免加重微循环障碍，促进组织坏死。

2. 慢性炎症或深部有化脓病灶时，不宜冷疗，以免使局部血流量减少，影响炎症吸收。

3. 忌用冷的部位。枕后、耳廓、阴囊处忌用冷疗，以防冻伤。心前区忌冷，以防反射性心率减慢，心房、心室纤颤及传导阻滞。

4. 腹部忌冷，以防腹泻。足底忌冷，以防反射性末梢血管收缩，影响散热或引起一过性的冠状动脉收缩。

5. 出血热、麻疹、高血压、风湿关节炎和体质很差的病人忌用冷疗，以防周围血管收缩，血压升高。

2.冷疗方法

（1）向老人解释，说明目的。

（2）将冰块碎化。

（3）取小块适量，装入冰袋的1/2或2/3满。排除袋内气体，夹紧袋口，擦干冰袋上的水渍，冰袋倒提检查有无漏水，确定无漏水后装入布套。

（4）将冰袋置于所需部位，降温用时置于老人头部及大血管处，如颈部、腋下、腹股沟处等。观察冷疗效果及局部皮肤情况，询问老人感受，视情况更换冰袋。

（5）整理用物，做好记录。

（二）热疗法

热疗法是指用高于人体温度的物体（固体、液体、气体）作用于局部或全身的皮肤、黏膜而产生效应的一种治疗方法。

1.热疗作用

（1）在炎症早期用热可促进炎性渗出物的吸收和消散，在炎症后期用热有助于坏死组织的清除与组织修复。

（2）解除疼痛，临床上常用于腰肌劳损、胃肠痉挛、肾绞痛等。

（3）减轻深部组织充血。

（4）冬天常对危重末梢循环不良的老年病人进行保暖，以促进血液循环，维持体温的相对恒定，使病人感到舒适。

养老护理小贴士

1.热水袋温度不宜过高，以50℃为宜，及时更换，预防烫伤。

2.截瘫或意识不清的老人使用热水袋时要特别注意局部皮肤观察，放置热水袋应离开身体约10厘米或置于毛毯外间接给热以免烫伤。

3.热水袋使用中经常观察和询问老人感受。

4.使用前认真检查热水袋，保证完好无损。

2.热疗方法

（1）向老人解释，说明目的。

（2）准备热水，测量水温。护理员一手持热水袋袋口边缘，另一手将热水袋灌入袋内约1/2或2/3满。

（3）排出热水袋内气体，拧紧袋口塞子。

（4）擦干热水袋表面的水渍，将热水袋倒提，检查有无漏水。

（5）确定无漏水后装入布袋或毛巾包裹。

（6）将热水袋放入老人所需部位（足下或身旁），离皮肤约10厘米，不可直接接触皮肤，最后为老人整理好盖被。

二、协助卧床老人翻身

（一）工作准备

（1）环境整洁，温湿度适宜，必要时遮挡屏风。

（2）老人平卧于床上。

（3）软枕数个、脸盆（盛装50℃温水）1个、毛巾1条、记录单、笔，必要时备床档。

（二）沟通

评估老人营养状态，以及身体受压部位皮肤情况，向老人解释操作方法，以取得配合。

（三）协助侧卧

（1）照护人员将手伸进盖被内，轻握老人近侧手臂放于近侧枕边，远侧手臂放于胸前。在盖被内将远侧下肢搭在近侧下肢上。照护人员双手分别扶住老人的肩和髋部向近侧翻转，使老人呈侧卧位。双手环抱住老人的臀部移至床中线位置。

（2）在老人胸前放置软枕，上侧手臂搭于软枕上。上侧小腿中部垫软枕。保持体位稳定舒适。

（3）掀开老人背部盖被，检查背部皮肤情况。

（4）照护人员用温热毛巾擦拭老人背臀，拉平上衣。用软枕支撑背部，盖好盖被。

三、叩背的基本方法

长期卧床的老人失去了生活自理的能力，在家里需要人照顾，那么作为没有经过专业培训又毫无护理经验的家属，怎么才能护理好家中卧床的老人呢？

（一）仰卧位变侧卧位

（1）照护者站在床一侧，一只手托起老人的头后部，另一只手握住枕头边，双手配合把枕头和头部同时轻轻转向一侧。

（2）照护者站在床一侧，将老人从床中间水平移至床边。助老人健侧右手抱住患侧左臂于胸前。

（3）健侧右膝屈曲，足底支撑于床面上以保持平衡。

（4）照护者一手扶老人肩部，另一手扶屈曲膝部，同时让老人主动配合将身体轻轻翻转至侧卧。观察老人背部皮肤，如无异常，为老人叩背。

（5）照护者一手扶老人肩膀或髋部，一手四指并拢稍曲，拇指稍曲，紧靠四指，呈环杯状。使用腕部力量自背部肋缘上侧向上沿脊柱两侧，自下而上到肩部叩击。

（6）叩完一侧再叩另一侧，每侧叩 2～3 遍。每次叩击部位与上次重叠 1/2。

（7）叩毕整理老人衣服及床铺，必须保持平整。在老人的背部、胸前各放一软枕，患侧腿可伸直，健侧腿略向前方屈曲，以老人自感舒适为度。两膝之间垫以软枕，防止压疮。

（二）侧卧位变仰卧位

（1）首先撤掉垫在老人背部、胸前和夹在两腿间的靠垫，照护者站在老人的对面，嘱老人转头脸朝上。

（2）然后将老人双手放置胸前，照护者分别把手放在老人的朝上的肩部和臀部，同时翻转老人的身体至仰卧位。

视频 3-1　为卧床老人叩背

（3）最后把老人的身体水平移到床中间，调整好枕头的位置。

养老护理小贴士

1. 坚持"以人为本，自立自援"的照护原则，对于神志清醒的老人，要教会老人在照护者翻转身体时做配合，用健侧肢体协助做翻转动作。

2. 在每次操作前都要向老人解释，说明目的，取得老人的同意和配合。

3. 通常每2小时翻身一次，或视老人的皮肤情况缩短翻身间隔时间，防止压疮的产生。

4. 每次翻身都要检查老人皮肤情况，发现异常及时处理。

5. 翻身后用软垫为老人的肢体和关节处垫妥，使老人肢体放松，减少受压。

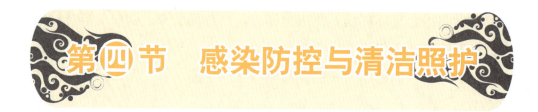

第(四)节　感染防控与清洁照护

学习目标

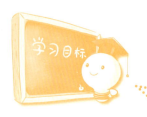

（1）熟练掌握消毒的几种方法及应用场景。

（2）了解在何种病情下需要进行隔离。

（3）熟练掌握老人环境及物品清洁的概念和基本方法。

（4）掌握老人清洁照护的要点。

一、感染防控

（一）消毒与隔离

1. 消毒

消毒和灭菌是确保健康，防止疾病传播和交叉感染的重要措施。家庭常用的消毒灭菌方法有以下几种：

（1）天然消毒法。

利用日光等天然条件杀灭致病微生物，达到消毒目的，称为天然消毒法。

日光曝晒法：日光由于其热、干燥和紫外线的作用而具有一定的杀菌力。日光曝晒法必须直接在阳光下曝晒，曝晒时应将被晒物经常翻动，使物品各面都能与日光直接接触，一般在日光下曝晒 4 ～ 6 小时可达到消毒目的。

通风：通风虽然不能杀灭微生物，但可在短时间内使室内外空气交换，减少室内致病微生物。居室内应定时通风换气，通风时间一般每次不少于 30 分钟。

（2）物理灭菌法。

利用热力等物理作用，使微生物的蛋白质及酶变性凝固，以达到消毒、灭菌目的，称为物理灭菌法。

燃烧法：是一种简单易行、迅速、彻底有效的灭菌方法，但对物品的破坏性大。多用于耐高热，或已带致病菌而又无保留价值的物品，如被某些细菌或病毒污染的纸张、敷料，搪瓷类物品如坐浴盆；也可以用火焰燃烧消毒灭菌，如消毒坐浴盆时，应先将盆洗净擦干，再倒入少许 90% 浓度的酒精，点燃后慢慢转动浴盆，使其内面完全被火焰烧到。应用此法时，要注意安全，须远离易燃或易爆物品，以免引起火灾。

煮沸法：是一种经济方便的灭菌法，一般等水开后计时，煮沸 10 ～ 15 分钟可杀死无芽孢的细菌。可用于食具、毛巾、手绢、注射器等不怕湿而耐高温的物品的消毒灭菌。

高压蒸汽灭菌法：利用高压锅内的高压和高热进行灭菌。此法杀菌力强，是最有效的物理灭菌法。待高压锅上汽后，加阀再蒸 15 分钟，适合消毒棉花、敷料等物品。

（3）化学消毒灭菌法。

化学消毒灭菌法是利用化学药物渗透细菌体内，破坏其生理功能，抑制细菌代谢生长，从而起到消毒的作用。家庭常用化学消毒灭菌方法有以下三种：

擦拭法：用化学药液擦拭被污染的物体表面。常用于地面、家具、陈列物品的消毒。如用 0.5% ～ 3% 漂白粉澄清液、"84"消毒液等含氯消毒剂，擦拭墙壁、床、桌椅地面及厕所。

浸泡法：将被消毒物品浸泡在消毒液中。常用于不能或不便蒸煮的生活用具。浸泡时间的长短因物品及溶液的性质而有不同。如用 1% ～ 3% 漂白粉澄清液浸泡餐具、便器需 1 小时；用 0.5% "84"消毒液浸泡需 15 分钟，而用 0.02% 高效消毒片浸泡只需 5 分钟就可以达到目的。若浸泡呕吐物及排泄物，不但消毒液浓度要加倍，而且浸泡时间也要加倍。

熏蒸法：是利用消毒药品所产生的气体进行消毒。常用于传染病人居住过的房间空气及室内表面消毒。常见的有以下两种：

福尔马林（甲醛）＋ 高锰酸钾：每立方米加入福尔马林 25 ～ 40 毫升、高锰酸钾 15 ～ 30 克，两种药放置在一起即产生气体，可达到消毒目的。消毒时，必须将门窗紧闭 12 ～ 24 小时，消毒后再打开门窗进行通风，此法对各种细菌、病毒引起的传染病的室内消毒均有效。

食醋：每立方米用 3 ～ 10 毫升食醋，加水 2 ～ 3 倍加热熏蒸，用于室内空气消毒，对于预防流感等呼吸道传染病有效。

2. 隔离

（1）严密隔离。

为传染性强、死亡率高的传染病设计的隔离，适用于经飞沫、分泌物、排泄物直接或间接传播的烈性传染病。适用于鼠疫、霍乱、炭疽等。

（2）呼吸道隔离。

对病原体经呼吸道传播的疾病所采取的隔离方法。适用于麻疹、流感、百日咳、开放性肺结核等疾病。

（3）消化道隔离。

对病原体通过污染食物、饮水、食具或手并经口引起传播的疾病所给予的隔离方法。适用于伤寒、副伤寒、甲型肝炎、细菌性痢疾。

（4）接触隔离。

对病原体经皮肤或黏膜进入体内的传染病所采取的隔离方法。适用于破伤风、狂犬病、气性炭疽、性传播疾病等。

（5）昆虫隔离。

对病原体以昆虫为媒介而传播的疾病所进行的隔离方法。适用于流行性乙型脑炎、流行性出血热、疟疾、斑疹伤寒、回归热等。

（6）血液—体液隔离。

对病原体经血液—体液而传播所致的传染病进行的隔离方法。适用于乙型肝炎、艾滋病等。

（7）保护性隔离。

对某些免疫特别低下或易感染的病员，为保护其不再受其他感染所采取的具体相应措施的隔离方法。适用于严重烧伤、早产儿、血液病、骨髓移植、肾移植等。

（二）老人环境及物品清洁的概念和基本方法

1. 环境清洁

（1）居室清洁。

在适度温度情况下，采用通风法，净化老人起居室内的空气及消除室内异味，并减少室内空气中细菌的数量，增加新鲜空气和室内的含氧量。长期卧床老人居室要定期进行消毒，床品及毛巾等物品应经常拿到阳光下直接暴晒6～8小时，但要经常翻动，一般每隔2小时翻动一次，使物品的各个面都能直接与日光接触，暴晒后把毛巾、拖把放在通风干燥处备用，需要时也可将衣服和被单等布类制品进行煮沸消毒。

（2）床品清洁。

老人每日晨起、午睡后，照护人员要进行床单的清、扫、整。床铺表面要求做到平整、干燥、无渣屑。扫床时，床刷要套上刷套（刷套须浸泡过 500mg/L 浓度的含氯消毒液）进行清扫。一床一套，不可混用。对于卧床的老人，照护人员还应注意三餐后、晚睡前进行床单的清扫和整理，避免食物残渣造成不适、引发压疮。定期为老人更换被服。

养老护理小贴士 ▶

　　居室环境整洁，可以减少老年人疾病的发生。床单是老年人生活休息的必备生活用具，为老年人整理更换床单，创造清洁、舒适的居室环境是老年人照护人员的职责之一。

2. 物品清洁

（1）餐具清洁。

① 照护人员用洗涤剂清洗或刷洗物品，去掉油渍和污渍，再用清水彻底洗净。

② 照护人员将物品完全浸没在冷水或凉开水中，进行煮沸消毒，盖紧锅盖，不可漏气。

③ 水沸后计时 5 ~ 15 分钟，在煮沸后不可再加入物品，带盖的物品必须要打开，大小相等的碗或容器不可重叠，使内面与水充分接触。

④ 消毒后的物品及时从锅内取出，放在清洁的橱柜内。

⑤ 煮沸中如急需消毒其他物品，应在第二次加入物品水沸后重新计算时间。

（2）盆具、痰杯、便器清洁。

① 盆具类先用肥皂或去污粉清除污垢，并用流动水冲净。

② 将痰杯、便器、便池的污物倒掉、冲净，用去污粉或稀盐酸刷洗、冲水后，倒入 0.5% 漂白粉澄清液对其进行浸泡消毒。

（三）老人手部清洁的重要性和基本方法

手是身体最经常接触细菌（微生物）的部分。沾满细菌的手可以把细菌传到嘴巴、眼睛、鼻子、身体等，因此成为许多疾病的来源，破坏人的健康。有很多疾病都是通过脏手传播的，所以洗干净手是非常必要的。

洗手方法：七步洗手法（见图3-4）。

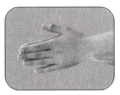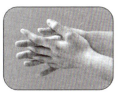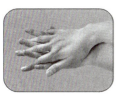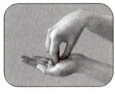

1、双手十指合并，交叉搓洗　　2、十指交叉，掌心相对，反复搓洗　　3、十指交叉，掌心对手背，换手反复搓洗　　4、单手握住拇指，交叉换手反复揉搓

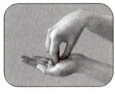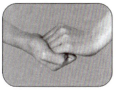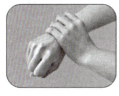

5、单手合拢，向另一只手掌心反复搓洗，换手反复若干次　　6、十指向内相互勾搓若干次　　7、搓洗手腕，交换进行

说明：
1、采用正确的洗手方法，养成经常洗手的好习惯，对预防病毒性肝炎、细菌性痢疾、流感等传染病的发生与流行能起到积极的作用。
2、擦手毛巾要经常洗涤，并在日光下暴晒或用消毒洗衣粉洗涤。

图3-4 七步洗手法

二、清洁照护

（一）口腔护理与义齿养护

老人口腔护理的重要性：老人机体抵抗力减弱，唾液腺分泌减少，溶菌酶杀菌作用降低，为口腔内细菌的大量繁殖创造了有利条件。此时细菌增多，分解糖类、发酵、产酸作用增强，若不注意口腔卫生，不仅容易发生口臭及口腔炎，影响食欲及消化功能，甚至可因口腔感染导致腮腺炎等并发症，所以对口腔护理很重要。

1. 口腔护理

（1）器具：镊子1把、棉花球，压舌板1块（或用竹筷代替）、漱口药液（常用生理盐水，1∶5000 呋喃西林或 3% 硼酸溶液）。

（2）方法：让老人侧卧，面向护理者，用压舌板轻轻撑开颊部，以镊子夹取漱口液棉球，由内向外，沿牙齿的纵向擦净牙齿内外两侧，咬合面，舌、口腔黏膜，硬腭等处，洗毕，帮助老人漱口，擦干面部。若口腔黏膜有溃疡，可撒锡类散或青黛散。

2. 义齿养护

活动义齿可以从以下三方面进行护理：

（1）"摘"：为了保持口腔卫生和避免牙龈损伤，应该做到饭后摘假牙清洗。睡前更要摘下假牙放入义齿护理盒中保存，以保持口腔内黏膜的健康。

（2）"泡"：清洁假牙用清洁片配合清水即可，不要用热水、酒精浸泡，以免老化变形。每晚睡前摘取义齿，注入适量的凉水，放入一片义齿清洁片浸泡。如有残留异物可用细软牙刷清洁。

（3）"粘"：如果假牙与口腔贴合不稳固，容易磨损牙床，滋生病菌，影响饮食健康，使用义齿安固粉等专业产品，让假牙与口腔贴合紧密，咀嚼舒适。

服务案例

关注老人口腔问题

邓奶奶，80 岁，失能老人，脑中风瘫痪导致长期卧床，吞咽困难，言语不清，可在床上自行翻身活动，无法正常进食，只能吃流质饮食。查房时老人告诉照护人员嘴很苦，舌头疼，不能吃饭，经查看发现老人口腔里有多处白色斑点和溃疡，需要采取措施改善老人口腔问题。

家博士点评：

口腔由两唇、两颊、硬腭、软腭等构成，口腔内有牙齿、舌、唾液腺等器官。口腔内的环境非常利于细菌生长繁殖，正常人每天通过饮水、进食、刷牙、漱口和说话等活动可以减少和抑制细菌的生长，因此，为老年人进行口腔清洁，不仅能够减少口腔感染的机会，还能清除口腔异味，促进食欲，预防疾病。

（二）头脸部清洁

1. 头部清洁

（1）正确安置体位。

让老人斜角平卧，移枕于肩背后，将塑料布或橡胶单、浴巾（或中单）依次铺于老人头下，然后松开老人衣领将其内折。取干毛巾围于老人颈部。

（2）正确放置洗头垫。

一手托住老人头部，一手将洗头垫垫于头下。嘱咐老人闭上双眼，并将小毛巾盖于老人眼部，然后将棉球塞于老人耳内，避免冲洗时水流进眼睛和耳朵。松开老人头发并进行适当梳理。

（3）卧床老人床上洗头流程。

用40℃左右温水冲湿头发，倒少量洗发液于手心，均匀涂于头发上，然后用指腹揉搓头发并按摩头皮，力量适中，揉搓方向从发际向头顶部。用温水冲净头发，涂上护发素，轻轻揉搓，再用温水冲净。用毛巾擦干面部，用干毛巾包裹头发。一手托住老人头部，一手撤去洗头垫，移枕于头下。取出老人耳内棉球，并用包头毛巾擦干头发，再用吹风机吹干，梳理整齐，抽出头下橡胶单和浴巾（或中单），然后将老人安置到舒适体位。

养老护理小贴士

1. 一般洗头，都是采用后仰的姿势，这种做法存在很大的健康隐患，容易造成老人中风。因为仰躺对头部椎动脉造成一定压力，直接影响脑部的供血流量，时间久了会导致脑供血不足，从而引起头晕、恶心、站立不稳等症状。

2. 老人头皮对温度的刺激比较敏感，过冷过热都会刺激人体血管，造成血管收缩异常。洗头的水温以40℃左右为宜。这个温度可以起到清洁头皮与头发、改善头皮血液循环、消除疲劳等作用。

3. 头部血管丰富，有许多重要的经脉和穴位，洗发时按摩头皮可起到保健作用。

4. 带着湿发和倦意入睡，会让人第二天起床后，昏昏沉沉，头痛乏力。因为人在睡眠状态中，头部血液供应缓慢，湿发会让头部热量被水分带走。

2. 脸部清洁

洗脸时水温的选择很重要，过热的水能彻底清除皮肤的保护膜，易使皮肤松弛，毛孔增大，导致皮肤粗糙，产生皱纹。正确的方法是用40℃左右的温水洁面，然后用温水冲洗。按摩也是必不可少的一个步骤，在护肤后进行面部按摩，能促进血液循环，加快皮肤新陈代谢，进而增加皮肤的光润度。不过对老人按摩时要轻，从中间向两侧依次按摩。每次5～10分钟即可。

（三）身体清洁

老人擦拭身体的好处，能够清除坏死组织、微生物、分泌物和身体污垢；能够刺激血液循环，放松肌肉，使老人感到舒适；能够改变病人的病容，消除不良气味；能够预防褥疮的发生和交叉感染；能够便于护理者观察老人的身体皮肤情况。

1. 擦浴

准备工作：将室内温度调节为24℃～26℃之间，水温在40℃左右，关闭门窗，用屏风遮挡，使老人平卧于床上。

擦洗面部：

（1）擦洗眼睛。将方毛巾浸湿后拧干，横向对折再纵向对折。用对折后的小毛巾的四个角分别擦洗双眼的内眼角和外眼角。

（2）将方毛巾叠成手套状，包于手上，顺次擦洗额部、鼻部、面颊、耳后。

擦洗颈部：将方毛巾叠成手套状，包于手上，顺时针擦洗颈部。

擦洗上肢和手：为老人脱去上衣（先脱近侧后脱远侧；如有肢体外伤或活动障碍，先脱健侧，后脱患侧），暴露近侧上肢；将毛巾涂好沐浴液或香皂，擦洗老人上肢。

擦拭胸部：

（1）将老人盖被向下折叠暴露胸部，用浴巾遮盖胸部。

（2）洗净方毛巾包裹在手上，涂上浴液，打开浴巾由上向下擦拭胸部及两侧，注意擦净皮肤皱褶处（如腋窝、女性乳房下垂部位），擦拭后浴巾遮盖，洗净方毛巾。

（3）用同样手法擦净胸部浴液，再用浴巾擦干。

擦拭腹部：

（1）将老人盖被向下折至大腿上部，用浴巾遮盖胸腹部。

（2）洗净方毛巾包裹在手上，涂上浴液，打开浴巾下角暴露腹部，顺时针螺旋形擦拭腹部及两侧腰部，擦拭后浴巾遮盖，洗净方毛巾。

（3）用同样手法擦净腹部浴液，再用浴巾擦干，盖好盖被。

擦拭背臀部：

（1）协助老人翻身侧卧，背部朝向家属，将被子向上折起暴露背臀部。

（2）浴巾铺于老人背臀下向上反折遮盖背臀部。洗净方毛巾包裹在手上，涂上浴液，打开浴巾暴露背臀部，由腰骶部沿脊柱向上至肩颈部，再螺旋向下擦洗背部一侧，用同样方法擦洗另一侧。分别环形擦洗两侧臀部，擦拭后浴巾遮盖，洗净方毛巾。

（3）用同样手法擦净背臀部浴液，再用浴巾擦干。撤去浴巾，协助老人取平卧位，盖好盖被。

擦洗下肢:

(1)洗净方毛巾并包裹在手上,涂上浴液,打开浴巾暴露下肢,一手扶住老人下肢的踝部呈屈膝状,另一手由小腿向大腿方向进行擦洗,擦拭后用浴巾遮盖。

(2)洗净方毛巾,用同样手法擦净下肢浴液,再用浴巾擦干。

(3)用同样手法擦洗另一侧下肢。

清洗足部:

(1)更换脚盆,将老人被子的被尾向左侧打开暴露双足,取软枕垫在老人膝下支撑。

(2)足下铺橡胶单(或塑料单),水盆放在橡胶单上,将老人左足在水中浸湿,抬起涂擦浴液并揉搓,再放入水盆中浸泡,擦洗干净(注意洗净趾缝),用专用毛巾擦干足部,放入盖被内。

(3)用同样手法清洗右侧足部,撤去水盆、橡胶单,盖好盖被。

擦洗会阴:

(1)更换水盆(专用盆),协助老人侧卧,铺垫橡胶单和浴巾,再协助老人平卧。

(2)戴好橡胶手套,将专用毛巾浸湿拧干。

(3)老年女性:擦洗由阴阜向下至尿道口、阴道口、肛门,边擦洗边转动毛巾,投洗毛巾,分别擦洗两侧腹股沟部位。老年男性:擦洗由尿道外口、阴茎、阴囊、腹股沟和肛门。随时投洗毛巾,直至清洁无异味。

(4)撤去橡胶单和浴巾,协助老人更换清洁衣裤。为老人盖好盖被,开窗通风。

(四)为老人修饰仪容仪表

保持老人面部清洁,老年男性应每日剃须,头发清洁整齐,经常修剪指(趾)甲,每日刷牙保持口腔清洁,身体清洁无异味,穿着得体,衣裤得体,保持良好心态,面容常带笑容。

（1）老人沐浴后指甲较软，便于修剪。

（2）日常修剪指甲，遇老人指甲较硬时可用热毛巾包裹片刻，再行修剪。

（3）修剪指甲时，避免损伤皮肤。

（4）修剪完毕的指甲边缘光滑，不可有毛刺。

（5）剃须时，要紧绷皮肤以免刮伤皮肤。胡须较硬时，可用热毛巾热敷 5 ～ 10 分钟。

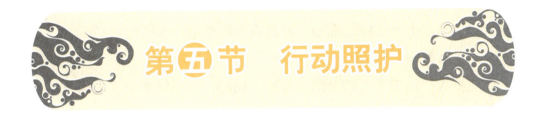

第五节　行动照护

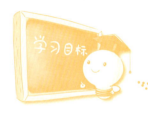

学习目标

（1）掌握帮助老人进行站立、行走等活动的方法。

（2）熟悉老人常见的异常步态。

（3）掌握帮助老人进行站立、行走等活动的方法。

一、站立照护

（一）老人站立照护的目的

站立、行走是日常生活中重复最多的一项整体性运动。步行需要全身肌肉参与，从一个地方安全地转移到另一个地方，涉及人体中枢神经系统、足、踝、膝、胯、躯干、颈、肩、臂等部位的肌肉和关节协同运动才能完成，是人体转移的一种复杂的随意运动。

（二）帮助老人进行站立、行走等活动的方法

1. 从坐位向站立位转换的方法

（1）从正面扶托站立法。

照护人员面向老人站立，双膝夹老人膝外侧以固定，老人双手交叉置于护理人员肩部。照护人员屈膝身体前倾，双手托住老人臀部或抓住其腰带，将老人向前上拉起，与老人同时用力完成抬臀、伸膝至站立动作。调整老人站立位的重心，使其双下肢承重，维持站立平衡。

（2）从侧面扶托站立法。

照护人员站于老人的身侧，弯腰、屈膝，一手臂置于老人后背扶住腰部或抓住腰带，另一手臂托住手臂、让老人健足在后，患足在前，与照护人员同时用力完成抬臀、伸膝至站立动作。调整老人站立位的重心，使双下肢承重，维持站立平衡。

2. 扶持与行走活动的方法

（1）扶持行走。

行走前先在扶持站立位下练习下肢的负重、屈伸及前后走动，然后练习扶持行走。以偏瘫老人为例：照护人员站在患侧进行扶持。手把住老人患手，掌心对老人掌心使大拇指在上，另一手从患侧腋下穿出置于胸前，伸直手掌，分开五指，与老人一起缓慢向前步行。

（2）上下楼梯行走。

当老人能够较顺利、平稳地完成平地行走、上下坡行走后，即应开始进行上下楼梯练习，以健侧足先上、患侧足先下为原则。开始练习时应有照护人员保护和协助。以偏瘫老人为例，具体方法如下：

上楼梯：老人健侧手扶栏，照护人员站在患侧后方，一手扶持患侧

腰部，协助健侧足先上台阶、患侧足后上台阶。

下楼梯：老人健侧手扶栏，照护人员站在患侧前方，一手扶持患侧腰部，协助患侧足先下台阶、健侧足后下台阶。

3. 离床活动的方法

（1）下床前准备。

需要时可准备踏脚、手杖，保证地面整洁、干燥、平坦，走道通畅，对老人进行相关解释，做好保暖及其他基本需要准备，照护人员根据老人情况配备足够人手。

（2）下床过程中。

① 协助老人从卧位坐起，让老人适应不同体位。

② 离床时要扶持老人给其安全感。

③ 协助老人行走或坐到椅子上。

④ 动作轻稳、协调。

⑤ 照料老人所需留意老人反应，出现异常情况立刻回床并报告。

（3）回床。

① 整理病床，保持床单整洁。

② 协助老人返回病床。

③ 安顿老人使其感到舒适。

④ 整理用物，并放回原处。

视频 3-2　协助老人下床

二、转移照护

（一）老人转移照护的目的

护送不能行走但能坐起或体质较弱的老人入院、出院、检查、治疗或室外活动。帮助老人下床活动，促进血液循环和体力恢复。

（二）老人转移照护的方法

1.操作前准备

（1）评估老人的体重、年龄、意识状态。

（2）评估老人损伤的部位和合作程度。

（3）向老人解释轮椅运送的目的、方法及注意事项。

（4）照护人员准备：衣帽整洁，修剪指甲、洗手。

（5）用物准备：轮椅（各部件的性能完好）毛毯、其他相应物品（如输液架、软枕等）。

（6）环境准备：移开障碍物，保证环境安全。

2.操作步骤

（1）放置轮椅，将轮椅推至床旁，将轮椅靠近老人身体健康侧，轮椅与床呈35°～45°，使椅背与床沿平齐，将踏板翻起，拉动车闸固定车轮。

（2）协助老人从卧位到坐起。

（3）嘱老人以手掌撑在床面上，两脚下垂，坐于床沿，观察老人有无眩晕和不适的反应。

（4）协助老人穿好鞋子。

（5）协助老人坐上轮椅，待其坐稳后，翻下踏板，协助老人将脚踏在踏脚板上。

（6）系好安全带，松紧适宜。

（7）观察老人无不适后放松车闸，推送老人至目的地。

（8）推轮椅时要匀速平稳，嘱咐老人手扶轮椅扶手，尽量往后靠，身体勿向前倾或自行下车，并随时注意观察老人病情。

（9）下轮椅时，先将轮椅推至床尾，固定好轮椅，翻起踏脚板，松开安全带，协助老人站起转身坐于床缘。

（10）协助老人脱鞋，让老人舒适躺下，并整理床单。

3.推轮椅的方法

（1）平地使用轮椅时，照护人员站在轮椅车的后面，双手扶住车把前进。

（2）推轮椅上台阶时，脚踩踏轮椅后侧的杠杆，抬起前轮，以后轮为支点，使前轮翘起移上台阶。再以两前轮为支点，双手抬车把，抬起后轮，平稳地移上台阶。

（3）推轮椅下台阶时，老人和照护人员都背向前进方向，照护人员在前，轮椅在后，嘱咐老人抓紧扶手，照护人员抬起车把轻轻将后轮移到台阶下。以后轮为支点，缓慢抬起前轮后移到台阶下。

（4）推轮椅上下坡道时，嘱咐老人手扶轮椅扶手，尽量靠后坐，推行速度宜慢，切勿将轮椅突然转换方向，也不可突然急刹车，否则易向前倾倒。下坡时老人和照护人员背向前进方向，照护人员在前，老人在后，缓慢下坡。

（5）推轮椅上下电梯时，老人和照护人员都背向前进方向，照护人员在前，老人在后，进入电梯后要及时拉紧车闸。进出电梯经过不平的地方要事先告诉老人，缓慢进出。

制动器是在上下轮椅或停靠不平路面时起稳定轮椅的作用，不可用来制动行驶中的轮椅，特别是下坡时，否则会损坏轮胎，甚至产生翻车的危险。

普通轮椅的额定载重为 100 千克，若老人体重超过 100 千克，建议使用平车运送，或使用向厂家特殊定制的轮椅。

4.操作后处理

（1）保持轮椅清洁。

（2）检查各部件是否完好。

（3）放至指定地点备用。

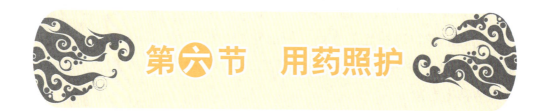

第六节 用药照护

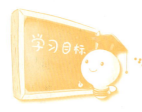

学习目标

（1）熟练掌握药物的种类及给药途径。

（2）熟练掌握药物保管原则。

（3）熟练掌握给药及照护方法。

一、药物概述

药物是影响身体及代谢过程的化学物质，可以用于诊断疾病、治疗疾病、缓解症状和预防疾病，或用于改善身体功能或结构。药物疗法是治疗老年慢性病的主要手段，了解药物的种类及剂型、给药途径及保管原则，对老人安全用药具有重要意义。

（一）药物的种类

（1）内服药，包括片剂、丸剂、胶囊、散剂、溶液等。

（2）外用药，包括洗剂、粉剂、软膏、滴剂、栓剂、酊剂等。

（3）注射药，包括溶液、油剂、结晶剂、粉剂、混悬剂。

（4）其他，包括粘贴敷剂、胰岛素泵、含化片等。

（二）给药途径

根据药物性质和用药目的，有多种给药途径。常用的有口服、吸入、注射（皮下、皮内、肌肉、静脉及穴位）、舌下含服、直肠给药、局部外敷、体腔直接给药。

（三）药物保管原则

（1）老人住室内的药物数量不能太多，避免变质或者过期失效。

（2）药物要避光，放置在干燥、阴凉、清凉处，老人容易拿到的地方，避免阳光照射。

（3）药物要分类存放，内服药与外用药分开放置，避免急用时拿错或误服而发生危险。

（4）药瓶或者药袋上要写明药名、剂量、用法、开药的日期、医院等。字迹模糊或无标签的药都不能使用，需要进一步核实。

（5）容易挥发、潮湿分解或者风化分解的药物如碘酒、乙醇、复方甘草片等要放在瓶中并盖紧。

（6）对栓剂、水剂药和遇热容易变质的药物，如胰岛素、眼药水等，要放在冰箱里。

（7）对于遇到光会变质的药物如维生素C、氨茶碱等，要装在有颜色瓶内并盖紧。

（8）药物要固定放在照护人员和老人都知道的地方。

养老护理小贴士

1. 避免滥用，预防不良反应。
2. 注意老人病史、药物过敏史。
3. 注意选择最适宜的治疗方法。
4. 注意防止蓄积中毒。

5. 注意年龄、性别和个体的差异性及特异人群（老人、儿童、孕妇、肝肾功能不全等老人）的用药。

6. 注意避免药物相互作用及配药禁忌。

7. 使用新药时须慎重。

二、用药管理

（一）药物保管不当及照护

1. 具体表现

药品存放随意，包装不完整，说明书遗失，标签模糊，温度、湿度不符合要求。

2. 照护方法

（1）制作用药登记表对药品进行逐一登记，并标明用药时间、用药剂量、用药方法等。

（2）配备专属药箱（药盒），保证药品存放安全。

（3）针对特殊药物有温度、湿度要求的，应放置冰箱指定位置。

（二）用药安全性问题及照护

1. 具体表现

老人出现记忆力和智力水平衰退，医患认知功能障碍，漏服、多服、停药、减药、换药等。

2. 照护方法

（1）专人负责督促并提醒用药。

（2）贴标签注明剂量、时间：大字体，字迹清晰醒目。

（3）定期检查药物是否过期、变质等情况。

（4）如有漏服等情况，及时咨询医生。

（三）药物不良反应及照护

1. 具体表现

不良反应或副作用，老人生理改变格外特殊。

2. 照护方法

（1）遵医嘱用药。

（2）宣教用药注意事项：反复多次。

（3）加强用药检测。

三、用药技巧

（一）口服用药

（1）体位：立位、坐位、半坐位。

（2）清洁：洗手。

（3）根据剂型合理服用。

（4）糖浆类药物口服后不宜立即饮水，服用多种药物时最后服用糖浆。

（5）遵医嘱。

（6）温开水送服。

（二）滴眼剂

（1）洗手。

（2）避免交叉感染。

（3）瓶口不可触及任何东西。

（4）用药间隔 5 ～ 10 分钟。

（5）点滴部位和手法。

（三）眼膏

（1）洗手。

（2）避免交叉感染。

（3）管口不可触及任何东西。

（4）用药间隔 5 ～ 10 分钟。

（5）用药部位和手法。

（四）滴耳剂

（1）洗手。

（2）捂：将滴耳剂用手焐热以使其接近体温。

（3）拉：头部位向一侧，患耳朝上，抓住耳廓轻轻拉向后上方使耳道变直。

（4）按：滴液后，保持原体位 3 ～ 5 分钟，并用手指轻轻按压耳屏 3 ～ 5 次。

（5）滴管不要触及外耳道壁。

（6）注意观察滴耳后是否有刺痛。

四、口服给药法

口服给药是药物经口服用后被胃肠道吸收入血液循环，可起到局部治疗和全身治疗的作用，是最常用、最方便、较安全的给药方法。通过口服给药，达到减轻症状、治疗疾病、维持正常生理功能、预防疾病的目的。优点：给药方便，不损伤皮肤或黏膜；缺点：吸收较慢，不适用于急救、意识模糊、呕吐不止、禁食的老年人。

（一）口服给药操作流程

准备工作—评估沟通—实施给药—整理用物。

（二）准备工作

1. 物品准备

药匙、药杯、量杯、研钵、包药纸、温开水、吸管、毛巾。

2. 备药准备

（1）核对。

核对老人姓名、有效期、药物名称、剂量、浓度方法、时间、药物质量。

（2）取药。

口服药物有固体药、粉剂、水剂、油剂等。

固体药：（片剂胶囊、片）看好剂量后，直接用水冲服，最好先放入药瓶或药盖内，不要用手直接拿取。

粉剂：先用水融化后搅匀再服用。

水剂：用量杯量取，先摇匀药液，手持量杯，拇指置于所需刻度，并使刻度与视线平齐，另一只手将药瓶有瓶签的一面对着手心，倒药液至所需刻度处，将量取好的药液倒入药杯。

油剂：按滴计算的药液或药量不足 1 毫升时，在药杯内倒入少许温开水，用手垂直拿滴管吸取药液。更换药液种类时，洗净量杯和药杯。

（三）评估沟通

评估病情、服药自理能力、意识状态、对药物的认知及合作程度，是否适合口服给药，有无口腔、食管疾患，有无吞咽困难及呕吐等情况。

介绍服药目的和服药注意事项。

（四）实施给药

能自行服药的老人可协助其取站立位、坐位或半坐卧位，给药前先让老人喝一口水湿润口腔。协助老人将药物放入口中，喝水并将药物咽下。待老人服药后才能离开，询问老人服药后的感受。

不能自行服药的老人应喂药，鼻饲老人的药物应从胃管灌入。水剂直接按照剂量喂服，片剂药物应研细并用水溶解后服用，服药前后都应用适量温开水来冲洗胃管。

（五）整理用物

协助老人躺卧舒适，清理用物，洗手，记录。

养老护理小贴士

1. 认真查对，协助核对服药剂量和服药时间。

2. 体位要正确，卧床老人应尽可能协助其坐起或者半卧位；不能坐起的老人应将其头胸部用软枕垫高后再服药。为了使药物能尽快进入胃内，不发生反流误咽，老人服药后 10～15 分钟再恢复原来的卧位。

3. 服药要多饮水，宜用 40℃～60℃温开水，不可用茶水、可乐、咖啡或酒类服药。饮水量不少于 100 毫升，以防干吞药片造成食管或胃黏膜的损伤。服用磺胺兆药物和解热药时更需多喝水，服用止咳糖浆时不能喝水。

4. 特殊药物服用时要注意方法，酸类或铁剂要用吸管，服药后漱口，以免药液损伤牙齿；服强心苷类药物前要先测量脉搏，若低于 1 分钟 60 次或节律不整齐，不可服药，且应及时就医。如果药片、药丸较大使老人难以下咽时，可将药片研成细末后加水调成糊状服用；不能将大药片掰成两半服用，以免掰后尖利的药片损伤食管；不能将粉状药直接倒入口内再喝水，以免引起呛咳。

5. 注意观察药物反应，在服药前后要随时观察，如果发现不良反应，如皮疹等，要及时就医。

6. 当老人有疑问时，应耐心听取并及时向医生或护士反映老人的意见。

第七节　夜间照护

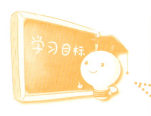

学习目标

（1）掌握为老人创造良好的睡眠环境的方法。

（2）引导老人养成良好的睡眠习惯。

（3）为有睡眠障碍的老人提供相应的睡眠解决方案。

一、睡眠的一般护理

睡眠障碍与环境因素密切相关，但老人的内在因素也不可忽视，故要针对老人的特点及环境对老人的影响，采取相应的护理措施。

（一）睡眠环境

（1）老人的睡眠环境应以整洁、舒适、安静、安全为原则。

（2）睡前根据老人的睡眠习惯，调节好室内的温度、湿度、光线。

（3）减少外界环境对老人视、听、嗅、触等感觉器官的不良刺激。

（4）要求室内光线幽暗，空气流通，温湿度适宜，被褥舒适，床铺宽畅、弹性适中等。

养老护理小贴士

1. 一般室温在18℃～22℃，湿度在50%～60%为宜。

2. 天冷时要注意保暖，尤其是老人自诉两脚发凉时，睡前要用热水泡脚，并根据季节变化，调整被子的厚薄，必要时加盖毛毯。

3. 对于住院的老人，照护人员应尽快帮助老人适应新环境化，要详细介绍病房环境和同病室的老人，尽量将治疗集中在白天进行。

4. 照护人员要做到"说话轻、走路轻、操作轻、关门轻"，条件允许则可将需要治疗处理的老人和严重打鼾的老人与其他人分室。

此外，医院的寝具样式、面料直接关系到睡眠质量。要求被褥、枕头及有关物品舒适卫生、美观大方、易于消毒，必要时老人可以使用自己的被褥。

（二）睡眠习惯

引导老人养成良好的睡眠习惯，加强睡眠与觉醒的正常规律的生活作息时间，养成良好的睡眠习惯，不仅对睡眠有帮助，亦是最好的养生之道。

（1）就寝前，有些老人喜欢吃点心或热饮料，有些喜欢看电视、听收音机或阅读书报，有些则喜欢温水沐浴等。只要身体状况或病情许可，应尽量尊重老人的睡眠习惯和睡眠体位。

此外，乳酪、牛奶和金枪鱼等，因含有丰富的色氨酸，能够抑制脑的兴奋和思维活动，促使机体进入睡眠状态，是良好的增进睡眠的食物。

（2）睡前要避免进食过饱或饥饿，避免饮浓茶、咖啡，服用氨茶碱、麻黄素等兴奋中枢神经的药物，避免剧烈活动。

（3）调整生活规律，安排有规律的睡眠时间表；定期锻炼和适度活动有助自然入睡，鼓励老人日间尽量保证适当的活动，如打太极拳、散步、看书、听音乐及社交活动等，使其在白天保持清醒，并劝告老人每天按时起床，以强化一天的生理节律。

（4）诱导睡眠，就寝前可用热水泡脚，按摩头部，清洁口腔，清洗会阴，洗温水浴等，从精神和身体上给予老人一种满足、爽快的感觉。

（三）睡眠障碍老人的护理

由于老人长年养成的睡眠习惯，有时即使对生活不利，也不要强迫纠正，而需要多解释、多说服，向老人倡导规律睡眠的益处。失智和睡眠节律紊乱如昼夜颠倒的老人，要给予特殊的照顾，注意调整其睡眠类型，保证夜间睡眠。

1. 睡前辅助动作

以呼吸、姿势、集中注意力凝思冥想为辅助动作，结合有意识的按顺序放松肌肉，达到松弛目的。介绍三种松弛肌肉的方法：

（1）缓解肌肉紧张法：缓慢旋转头部，耸肩，松弛肩肌；自肩部旋转双臂，按顺序活动，每次 10～15 分钟。

（2）腹式呼吸法：采取自认为最舒适的体位，将双臂随意放置于身体两侧，进行腹式吸气，同时尽可能扩大胸廓，放松腹肌，平静地完成一次吸气动作后，缓慢地进行呼气，时间较吸气慢一倍。在腹式呼吸的同时，依次放松全身肌肉，自足部开始至头部。

（3）肌肉松弛活动练习：由美国学者霍夫曼提出，环境要清静，并采取自然轻松的姿势，使全身肌肉放松，闭上双目，做深呼吸，脑海里呈现一幅宁静的图画，并在每次呼气时重复一个对自身有特殊意义的词或字，如"安静"。在上述活动时，按顺序放松全身肌肉，自足部开始至头部，反复进行，每次 15～20 分钟，结束时静坐数分钟，顿感全身轻松。

2. 睡前排泄

对担心夜间排尿的老人，要准备好集尿器或床旁便器，并适当控制晚间液体的摄入量。由于老人夜间起床易丧失定向力或意识混乱，故习惯去卫生间排尿的老人，要注意安全，避免跌倒。

3. 心理护理

失眠的始发与维持，在很多情况下与心理、社会因素有关。躯体疾病或各种生活事件，均会带来心理冲突，引起情绪变化而发生失眠，如果刺激因素持久存在则失眠会迁延下去，甚至无关因素亦可加重失眠而增加治疗的困难，故心理护理尤为重要。

4. 支持性护理

照护人员应详细评估老人的心理健康问题及影响睡眠的相关因素。

（1）改善人际关系：有些睡眠障碍是心理冲突与人际关系紧张（如亲子、婆媳、夫妻、邻里之间等）所致，因此，改善人际关系能起到正本清源的作用，如用心、平等地与他人交流，改变不良的人际交往方式。同时，也要告诉其家属，要了解老人的个性特点和文化程度，尊重老人，改善人际关系。

（2）行为疗法：失眠的行为疗法多种多样，常用的松弛方法有进行性松弛训练、自身控制训练、沉思训练、生物反馈疗法等。如松弛疗法，可通过身心的松弛来促使自律神经活动向有利于睡眠方向转化，并促使警醒水平下降，从而诱导睡眠的发生。

（3）刺激控制疗法：目的在于控制与睡眠相关的各种刺激因素，其原理为设法打破入睡原有的条件联系，重新建立新的条件联系，主要用于境遇性失眠或与应激有关的暂时性失眠。

（4）生物反馈疗法：即通过系统的治疗训练，使老人学会利用反馈信息获得自身控制躯体功能的一种治疗方法。如通过松弛或收缩肌肉调节自主神经功能失调，达到消除焦虑、稳定情绪、改善睡眠的目的。

（5）药物控制疗法：一般老年睡眠障碍常与躯体疾病或精神障碍相伴发生，故治疗原发疾病尤为重要。应积极治疗原发性疾病，解除身体的不适。对于疼痛、肌肉紧张等不适或痛苦，可通过合理止痛、按摩、保暖等措施，使肌肉松弛，消除不适感，促进睡眠。腰痛或关节疼痛的老人要注意更换舒适的体位；受压部位、头皮、颈部、肩部的按摩可使老人感到舒适，减轻疼痛；同时要做好皮肤的清洁，减轻瘙痒。

二、服用镇静催眠药老人护理

（一）控制用药剂量

老人因失眠而服用镇静催眠类药物或抗精神病类药物时，须注意老人药物代谢动力学改变的特点，应慎重给药，用药剂量要小（相当于一般成人量的 1/3 ～ 1/2），用药天数不宜太长（每月不超过 20 天，连续服药最好不超过 3 个月）。即使服用常规剂量也有可能损害其活动能力，出现精力不足及各种副作用，故应尽量改掉长期服用安眠药等不良习惯。

（二）注意用药安全

（1）严密观察药物的不良反应注意用药安全，避免老人对药物产生依赖性。

（2）如老人肝功能、肾功能低下，用药后极易产生不良反应，故应定期监测肝、肾功能。

（3）服用镇静催眠药的老人易发生幻想症，或步态不稳，在夜间行走时易跌倒致股骨颈骨折等意外情况，故夜间或晨起时有步行障碍或下肢无力的老人，去卫生间或做其他日常活动时，须特别注意安全，家属或照护人员应给予必要的协助。

养老护理小贴士

1. 鼓励老人建立有规律的日常生活习惯，养成良好的睡眠习惯，白天应参加适量锻炼，晚间睡前可略活动，放松四肢，运动不可过于激烈。

2. 睡前不能吃得过饱、饮水不宜过多、不喝浓茶和咖啡、不用脑过度，清晨按时起床等。

3. 为了保证夜间睡眠的质量，应建议老人白天不要过多睡眠。劝告督促老人每日清晨无论睡眠状况如何，也要按规定的时间起床，从而强化一日的生理节奏。

4. 告诉老人哪些食物能促进睡眠，哪些食物会干扰睡眠。

5. 向老人讲解引起睡眠障碍的原因、性质，介绍睡眠的卫生知识等。

6. 让老人知道睡眠常随增龄有些正常生理变化，如偶尔出现晚上睡眠不佳或睡醒后恢复慢些，并不表示健康出了问题，日间短暂瞌睡不会影响晚间睡眠。

7. 讲解使用镇静催眠药的基本知识，说明这些药物只在短期内使用有效，但同时会干扰睡眠质量，且长期服用会失去疗效。因此，尽可能不用，避免药物耐受。

8. 对患有梦游症的老人，应采用各种预防措施，如将卧室中的危险物品移开，锁门。如梦游症经常发作或持续几年，则可使用抑制 NREM 的药物如地西泮等。

服务案例

关注老人睡眠障碍

周爷爷，74岁，既往有肺癌病史，一个月前诉胸前隐隐作痛，在医生的指导下，做了相关的治疗。周爷爷近期睡眠质量差，入睡困难，夜间经常做梦，常被惊醒，直到天亮，晚上不愿上床就寝。白天周爷爷出现了头晕、体乏、易躁、易怒的症状。照护人员需要采取相关措施来改善周爷爷的睡眠障碍。

家博士点评：

老年人睡眠障碍较为常见，睡眠障碍使老人的精神状况及生活质量下降，照护人员应细心观察老年人的睡眠情况，找出影响老人睡眠障碍的原因，努力及时协助解决，指导老人养成良好的睡眠习惯，安排舒适的睡眠环境，促进老人的身体舒适感，诱导睡眠，并进行有针对性的心理慰藉。

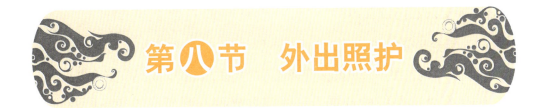

第八节 外出照护

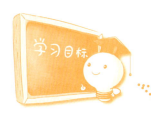

学习目标

（1）熟悉掌握出行前的准备工作，防范意外发生。
（2）了解助行器的种类，能指导老人正确使用助行器。
（3）掌握体位更换的方法。
（4）掌握偏瘫病人良肢位的摆放及活动方法。
（5）能正确使用保护具。

一、出行前准备

（一）出行前身体指标检测

外出前确认生命体征：体温（36℃～37.5℃）、血压（收缩压 90～140mmHg，舒张压 60～90mmHg）、心率（60～100 次 / 分）、呼吸（16～20 次 / 分）。因外出后，有时血压和脉搏会急剧上升，所以在外出前后，一定要对各项生命体征进行测量。

（二）行动路线计划

（1）把握好往返的路线和所需时间，出行前掌握好交通量、阶梯差、步骤等事项，将风险减少到最小。
（2）步伐要与老人一致，休息和交通工具的上下所花的时间也要考虑到，准备充分后再外出。

（3）无论是公交和电车，选择较空的交通工具，等下车的人全部下车后再上车，在车内，照护人员要保管好老人的拐杖，照护人员站在老人斜后方。

（4）在外出路线的选择上，一定要确保有厕所、休息场所及饮用水，最好有轮椅专用服务的厕所。

（5）要对无法前进的状况提前做好准备，不管是步行还是轮椅，都会碰到无法前进的状况，所以要带好出租车和护理用车的联络方式。

（6）熟悉120急救电话：告知老人年龄、性别、病情；告知详细地址；留下联系方式，并保持电话畅通。

二、必备工具

（一）常用药物

（1）冠心病、高血压者，可按自己的病情带扩张冠状动脉的药物，如消心痛片、硝酸甘油（油食品）片、速效救心丸和降压药等。

（2）溃疡病老人可带胃必治等。

（3）哮喘老人可带喘息灵和氨茶碱等。

（4）糖尿病老人可带美比达或消渴丸等，便于服用，防止病情加重或旧病复发。

（5）晕车老人可带胃复安片、乘晕宁片。

（二）辅助工具

1. 助行器具的种类及性能

（1）手杖。根据手杖的结构和功能可分为单足手杖、多足手杖、可调式手杖、带座式手杖、多功能手杖等。其中，单足手杖适用于握力好、上肢支撑能力强的病人。

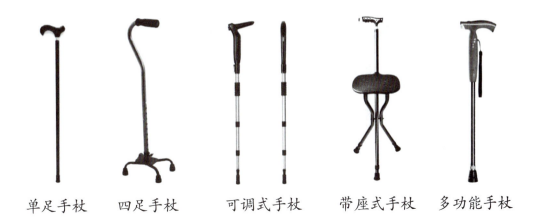

| 单足手杖 | 四足手杖 | 可调式手杖 | 带座式手杖 | 多功能手杖 |

（2）拐杖。拐杖指靠前臂或肘关节扶持帮助行走的工具，分为折叠式拐杖、前臂杖、腋杖。前臂杖可单用也可双用，用于握力较差、前臂力量较弱但又不必使用腋杖者。腋杖稳定，用于截瘫或外伤严重的病人，包括固定式和可调式。

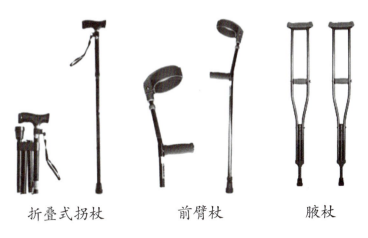

| 折叠式拐杖 | 前臂杖 | 腋杖 |

（3）步行器。步行器指用来辅助下肢功能障碍者（如偏瘫、截瘫、截肢、全髋置换术后等）步行的工具，分为提抬式、两轮式，可以用来保持平衡、支撑体重和增强上肢伸肌肌力。使用时病人两手扶持左右两侧，于框架当中站立可行走。截瘫助行器需要根据病人的具体情况制作配置。交替式助行器适用于各种原因导致的第四胸椎以下完全性或更高阶段不完全性脊髓损伤病人。

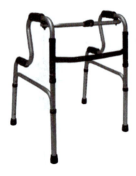
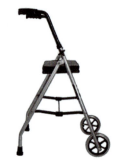

提抬式　　　　　　　两轮式

养老护理小贴士

1. 出行前检查助行器具是否完好，把手有无松动，拐杖与地面接触的橡胶垫是否牢固，可调高度的拐杖调节卡扣是否锁紧等。

2. 手杖高度：站立时，肘关节屈曲 15°～30°，腕关节背伸，小趾前外侧 15 厘米处至背伸手掌面的距离即为拐杖的适合高度。

3. 拐杖高度：身高减去 41 厘米的长度为腋杖的长度，站立时大转子的高度即为把手的位置。

4. 助行器高度：老人直立，双手握住助行器把手，肘关节屈曲 15°～30°时的高度为宜。

服务案例

使用好助行器，保证出行安全

李爷爷，78 岁，自理老人，平时可独自乘电梯到楼下小花园散步和打太极。近日总感觉头晕，到医院诊断后确认导致头晕的原因为脑供血不足，医生建议老人今后下楼活动需要有人陪伴，防止摔跤等意外发生。并建议老人平时行走使用拐杖，照护人员在李爷爷使用拐杖时给予帮助、指导并做好辅具安全检查工作。

家博士点评：

　　助行器具是协助老年人活动的常用工具，照护人员要掌握助行器具的作用、种类、性能及使用要求，为老年人使用助行器具时提供准确的建议，并协助老人检查助行器具是否完好，对器具进行适度调整，以符合老人的身高及病症，保证老人的出行安全。

2. 轮椅的种类及性能

（1）固定式轮椅。结构简单，但不用时占用空间较大，上下车不方便。

（2）折叠式轮椅。扶手或脚踏板均为拆卸式，车架可折叠，便于携带和运输，是国内外目前应用最为广泛的一种轮椅。

（3）躺式轮椅。靠背能从垂直向后倾斜直至水平位，脚踏板也能自由变换角度。适用于年老体弱者。

（4）手推式轮椅。是由照护人员推动的轮椅，轮椅的特点是前后皆采用直径相同的小轮子，重量较轻，主要作为照护用轮椅。

（5）电动轮椅。是通过高性能动力驱动装置和多种不同的智能操纵装置，满足不同功能障碍的老人的需求。如对于手和前臂功能完全丧失的老人，可选用下颌进行操纵的电动轮椅。

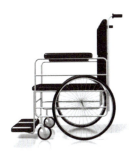
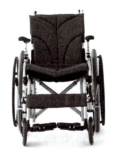
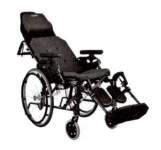

固定式轮椅　　　　折叠式轮椅　　　　躺式轮椅

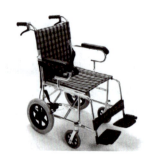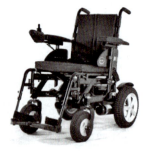

手推式轮椅　　　　　　电动轮椅

1. 轮椅使用前应进行检查。首先，打开与收起顺畅；其次，刹车灵敏，充气轮胎的胎压正常；最后，坐垫、安全带、脚踏板等完好。

2. 推轮椅时速度要慢，要叮嘱老人的头及背向后靠，并抓紧扶手，勿向前倾或自行下车。

3. 遇到障碍物或拐弯时，照护人员应提前告知并提示。

（三）其他出行必备

（1）基本信息：姓名、年龄、住址、家人联系方式。

（2）健康信息：血型、既往病史、手术史、药物过敏史、用药情况、有无内固定（如装有心脏起搏器、心脏支架、金属假牙、钢板等）。

三、安全保障

（一）照护人员及老人人身安全

1. 照护人员自身安全防护

（1）体力操作风险，包括搬运重物、长期站立等所致伤害。最常见的职业性腰背痛、肌肉拉伤等，多因不良的工作姿势引起。可运用身体力学原理指导工作，提高自我保健意识。

（2）工作场所暴力风险。老人因疾病原因导致情绪不稳定、暴躁，或与家属发生摩擦或争执。发现或注意观察老人情绪，房间内不要放热水瓶、玻璃制品、棍棒、金属制品等。尽量避免激惹对方，可暂停服务，待情绪稳定后完成照护工作。一旦与老人家属发生冲突，照护人员要冷静应对，不要与家属争吵或发生肢体接触，同时尽快报告有关负责人。

2. 老人人身安全防护

老人外出时，照护者应保证老人乘坐轮椅每隔30分钟变换体位，避免局部受压造成压疮；寒冷天气可使用毛毯盖住老人双腿进行保暖；转动过程中，观察老人表现并询问感受，如感觉疲乏或不适，应就近休息或尽快返回，通知医护人员。

（二）老人的财产安全及保障

《老年人权益保障法》明确规定了老人享有政治权利、人身自由权、社会经济权、赡养权、财产所有权、居住权、继承权、文化教育权等九项权利，并对老人的赡养问题、婚姻与财产处理、养老金、医疗、住房、参与社会发展及权益受到侵害的处理等进行了明确。如暴力干涉老人婚姻自由或对老人负有赡养义务而拒绝赡养等，情节严重构成犯罪者，可依法追究其刑事责任。

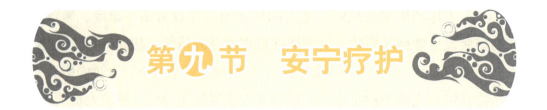

第九节　安宁疗护

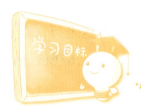

学习目标

（1）了解安宁疗护的重要性
（2）判断老人临终症状做到及时介入。
（3）掌握舒适照护的基本要领。
（4）了解临终老人的心理特点进行心理慰藉。

一、安宁疗护概述

安宁疗护是对没有治愈希望的病患所进行的积极而非消极的照顾，对疼痛及其他症状的控制，是为了尽可能提升病人和家属的生活品质。当疾病的处理从临床治疗走向症状控制的时候，就可以称为安宁疗护。安宁疗护并不是放弃治疗，而是治疗的目标从疾病转向症状，提高生命质量，让老人在临终时获得安宁、平静、舒适，让家属在老人离逝后不留下遗憾和阴影，体现了对生命的敬畏和人格的尊重。

安宁疗护核心：

全人照顾——身、心、灵之完整疗护。

全家照顾——关心病患及家属。

全程照顾——陪伴病患行至临终，辅导家庭度过低潮。

全队照顾——结合医生、护士、心理师、社工师、物理治疗师、职能治疗师、宗教人员及义工等，共同照顾病患及家属。

二、临终老人症状

（一）疼痛

疼痛是临终老人最常见的症状之一，尤其是癌症晚期的老人。疼痛会引起或加重老人的焦虑、抑郁、乏力、失眠、食欲减退等症状，严重者影响老人日常活动、自理能力、社交及生存质量。

1. 疼痛症状

进行疼痛评估是合理、有效地为老人进行止痛的前提。照护人员应主动询问临终老人有无疼痛并记录，协助专业人员对其进行疼痛评估。使用面部表情疼痛评分量表法及主诉疼痛程度分级法（VRS）两种方法。

（1）面部表情疼痛评估法。

根据老人疼痛时的面部表情状态，对照图3-5进行评估，适用于表达困难的老人。

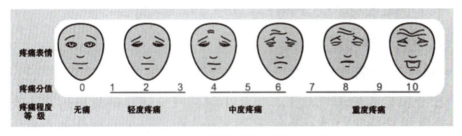

图3-5 面部表情疼痛评估法

（2）主诉疼痛程度分级法（VRS）。

根据老人对疼痛的主诉，将疼痛程度分为轻度、中度、重度三类。

轻度疼痛：有疼痛，但可忍受，生活正常，对睡眠无干扰。

中度疼痛：疼痛明显，不能忍受，要求服用镇痛药物，睡眠受干扰。

重度疼痛：疼痛剧烈，不能忍受，须用镇痛药物，睡眠受严重干扰，可伴自主神经紊乱或被动体位。

2. 缓解疼痛

协助医护人员进入疼痛评估，严格执行给药流程，将用药效果及不良反应及时反馈给医生。

（二）呼吸

1. 呼吸症状

生命末期，老人肺功能衰竭，或因呼吸道阻塞，肺通气和换气功能障碍，不能进行有效的气体交换。表现为呼吸频率和节律的改变，呼吸变快或变慢，呼吸变深或变浅，出现鼻翼呼吸、潮式呼吸、间断呼吸、张口呼吸等，最终呼吸停止。

潮式呼吸：又称陈 - 施呼吸，特点是呼吸逐步减弱以至停止和呼吸逐渐增强两者交替出现，周而复始，呼吸呈潮水涨落样。

间断呼吸：又称比奥呼吸，特点是呼吸短、浅，在几次呼吸后，会出现规律或不规律的呼吸停止。

2. 改善方法

房间定期消毒通风，保持室内空气新鲜；根据医嘱实施氧气吸入，并严密观察老人的用氧效果，每 2 小时翻身一次，翻身后拍背，手握空杯状，由下往上、由外往内叩胸背部，指导老人有效咳嗽，促进痰液咳出，必要时可雾化吸入。若以上方法无效，可机械吸痰，缓解呼吸困难。

（三）心理特征

1. 心理表现

老人临终前的心理反应因人而异，取决于其性格特点、人生经历、家庭背景、宗教信仰、教育文化及传统观念。当老人没有直面死亡时，常表现为不怕死，但一旦面对死亡时，普遍存在恐惧情绪。临终老人大多要经历否认期、愤怒期、协议期、忧郁期、接受期的心理变化过程，这些时期反复甚至交叉重叠出现，因此，临终老人的心理较为复杂。

2. 改善方法

安慰临终老人的方法：聆听、陪伴、关怀。

表达对老人关怀的肢体语言：眼神、微笑、触摸。

（四）其他症状

1. 症状表现

（1）进食困难。临终老人因为吞咽功能减弱，胃肠蠕动减慢，消化吸收能力下降，因此老人不愿意进食，进食后也难以消化，表现为食欲不振、恶心、呕吐、腹胀、便秘等。

（2）肌肉无力。新陈代谢减弱，肌肉收缩力下降，表现为全身软弱无力，大小便失禁，吞咽困难，无法维护良好、舒适的正常功能体位。

（3）大小便失禁。濒死老人由于肛门及膀胱括约肌松弛，可能出现大小便失禁。

（4）感知觉功能减弱。老人感知觉功能减弱、睡眠功能紊乱，表现为神情淡漠，不愿意与人沟通或者难以与人进行有效沟通，可能出现进行性意识障碍、嗜睡、昏睡、昏迷。

（5）皮肤湿冷。临终老人因血液循环变慢、新陈代谢减弱，全身皮肤苍白湿冷，肌肉无光泽、暗淡，松软无弹性或有盗汗现象。

2. 舒适照护

老人卧床要采取各种卧位来满足其休息、检查、治疗和护理的需要。正确的卧位能使老人感到舒适，得到良好休息；不正确的卧位会使老人发生肌肉、神经、皮肤等受损的现象。

（1）侧卧位。

患侧在上，患手置于胸前垫软枕，手心向肘关节、腕关节伸直位，保持肘关节伸展，腕关节背屈，诸指展开或卧一毛巾卷；患肢置于软枕上，髋、膝关节屈曲20°～30°；踝关节尽量背屈，健侧肢体则自然放置。

患侧在下，将患肩拉出，避免受压和后缩，患肩前伸，肘伸直，前臂旋后，手指伸开，患手可屈曲90°位于枕边，健手可置于胸前或身上；患肢呈迈步或屈曲状，膝微屈，踝关节尽量保持90°；健肢屈曲，为避免受健腿压迫，健患腿间应放置软枕；背部垫软枕，60°～80°倾斜为佳，不可过度侧卧，以免引起窒息。

（2）半坐卧位。

仰卧，先摇起床头支架或靠背架抬高30°～60°，在摇膝下支架，下肢屈曲。放平时，先放平下肢，后放床头，注意观察皮肤、压疮。

（3）端坐卧位。

适用于急性肺水肿、心包积液、支气管哮喘。坐起，床上放一跨床小桌，桌上放软枕，老人伏桌休息；必要时使用软枕、靠背架等支架物辅助坐姿，护理要点是注意防止坠床，必要时加床挡，做好背部保暖，注意观察皮肤、压疮。

养老护理小贴士

1. 注意各种体位承重处的皮肤情况，预防压疮。
2. 注意各种体位的舒适度，及时调整。各关节位于功能位置。
3. 注意各种体位的安全，必要时使用床挡或约束带。
4. 定时更换卧位，至少2小时一次，预防压疮出现。
5. 根据病人病情，协助病人每天进行主动或被动活动。

练习与提高

1. 常见的老人的心理特点一般有哪些?

2. 老人药品应该怎么样管理?

3. 老人出行时常用药品应该准备哪些?

4. 安宁疗护的基本概念。

5. 安慰临终老人方法有哪几种?

6. 药物的种类有哪些?

7. 老人自卑心理如何处理?

8. 冷热疗法的目的?

第四章 生活照护

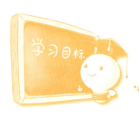

学习目标

（1）了解老年人选择服装应具备的特点。

（2）指导并协助老年人更换衣物。

（3）了解老年人饮食种类并协助老年人进食、进水、鼻饲。

（4）了解老年人排泄器具的使用情境及使用方法。

（5）能够熟练协助老年人更换尿不湿、尿垫，并能保证老年人的舒适度。

（6）了解老年人的生理睡眠特点。

（7）熟悉并营造老年人睡眠环境，为老年人布置睡眠环境。

（8）观察老年人睡眠状况，报告并记录异常变化。

（9）掌握老年人居住环境照料要求。

（10）了解老年人发生认知症障碍的表现。

（11）能够熟练掌握照护不同阶段认知症患者的技巧及注意事项。

（12）确定老年人患有传染病，根据情况进行消毒和隔离。

（13）掌握基础急救常识。

（14）仔细观察老人情况，发现异常及时处理。

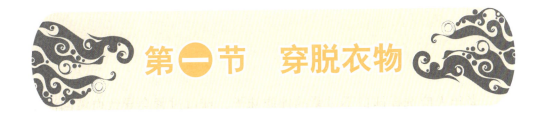

第一节　穿脱衣物

老年人着装不仅要美观、保暖，更要舒适、健康。有些老年人由于年高体弱，自理程度下降，需要护理员协助穿脱衣裤，掌握快捷适宜的穿脱方法，可避免老年人受凉，同时减轻照料工作强度。

一、老年人选择服装应具备的特点

老年人选择合适的服装，不仅会感觉舒适，而且对健康大有益处。老年人穿着服装应具有实用、舒适、整洁、美观四个特点。

1. 实用

衣着有保暖防寒的作用。老年人对外界环境的适应能力较差，许多老年人与一般人相比，更显出冬季畏寒、夏季畏热的特点。因此，老年人在穿着上首先要考虑冬装能保暖、夏装能消暑。

2. 舒适

老年人穿着应力求宽松舒适、柔软轻便，有利于活动。在面料选择上纯棉制品四季适宜。在夏季，真丝、棉麻服装凉爽透气，也是不错的选择。

3. 整洁

衣着整洁不仅使老年人显得神采奕奕，也有利于身体健康。内衣及夏季衣服更应常洗常换。

4. 美观

根据老年人自身文化素养、品味选择适宜的素雅、沉稳的老年人服装。款式上应简洁明快，方便穿着。

二、老年人适宜穿着的鞋袜

（一）适宜老年人穿着的袜子

老年人应选择袜口不过紧的棉质袜子，袜口过紧会导致血液回流不好，出现肿胀不适。袜子应勤换洗，以有利于足部健康。

（二）老年人适宜的鞋

老年人应选择具有排汗、减震、安全、柔软、轻巧、舒适等特点的鞋，并且大小要合适。

（1）日常行走可选择有适当垫高后跟的布底鞋。

（2）运动时最好选择鞋底硬度适中，有点后跟、前部翘一点的运动鞋，不穿拖鞋。

（3）居室内穿着的拖鞋，应选择长度和高度刚刚能将足部塞满整块鞋面的，后跟在 2～3 厘米为宜。

养老护理小贴士

1. 鼓励轻度失能老年人自己完成穿脱鞋袜。
2. 坐在舒适的矮凳上穿脱鞋子，椅子的高度以脚可以着地为准。
3. 用鞋拔子和穿袜辅助器，避免弯腰困难。
4. 应选用无须穿鞋带的鞋子。

三、指导偏瘫老年人穿脱衣裤

（一）指导偏瘫老年人穿脱开襟上衣

1. 指导偏瘫老年人脱开襟上衣

指导老年人用健康侧的手解开上衣的纽扣，将患病侧的衣服沿领口脱至肩膀以下，再将健康侧的

视频 4-1　指导偏瘫
老年人脱开襟上衣

袖子脱下，最后由健康侧的手脱下患病侧袖子。见视频4-1。

2. 指导偏瘫老年人穿开襟上衣

指导老年人先用健康侧的手把患病侧衣服袖子穿上，患病侧衣服拉至肩膀，再将健康侧衣服袖子穿上，最后用健康侧的手把纽扣扣好（见视频4-2）。

视频4-2 指导偏瘫老年人穿开襟上衣

（二）指导偏瘫老年人穿脱套头上衣

1. 指导偏瘫老年人脱套头上衣

指导老年人先拽住衣服领子，从背后向前脱下衣身部分，再脱去健康侧的袖子，最后用健康侧的手脱下患病侧袖子（见视频4-3）。

视频4-3 指导偏瘫老年人脱套头上衣

2. 指导偏瘫老年人穿套头上衣

指导老年人先用健康侧的手把患侧衣服袖子穿上，患病侧衣服拉至肩膀，将头套入领口，再将健康侧衣服袖子穿上，最后将衣服由胸部拉至腰部（见视频4-4）。

视频4-4 指导偏瘫老年人穿套头上衣

（三）指导偏瘫老年人穿脱裤子

1. 指导偏瘫老年人脱裤子

指导老年人站起来，用健康侧手将裤子脱至大腿，坐下，先脱下健康侧裤腿，再用健康侧手将患病侧腿搬至健康侧腿上，脱下患病侧裤腿，最后将患病侧腿放下地面（见视频4-5）。

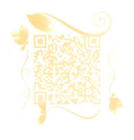

视频4-5 指导偏瘫老年人脱裤子

2.指导偏瘫老年人穿裤子

指导老年人先用健康侧手将患病侧腿搬至健康侧腿上，穿上患病侧裤腿，拉至大腿部，再将患病侧腿放下地面，健康侧腿穿上裤子，拉至大腿部，最后站起来，将裤子从大腿部提至腰部（见视频4-6）。

视频 4-6　指导偏瘫老年人穿裤子

养老护理小贴士

1. 善于使用辅助器具，如纽扣辅助器。
2. 鼓励偏瘫老年人自己完成穿脱衣服。

四、协助失能老年人更换衣裤

（一）协助失能老年人更换开襟衣服

技能操作步骤与流程（见视频4-7）：

工作准备—沟通—更换开襟衣服—整理上衣—整理床铺。

步骤1　工作准备

（1）环境准备：环境整洁，关闭门窗，调节室温在 22℃～26℃。

视频 4-7　协助失能老年人更换开襟衣服

（2）护理员准备：护理员衣着整齐，洗净双手。

（3）老年人准备：老年人平卧于床上。

（4）物品准备：老年人干净的开襟上衣、屏风（或其他遮布）等。

步骤2　沟通

护理员为老年人选择合适的开襟上衣，向老年人解释，以取得配合。

步骤3　更换开襟衣服

（1）掀开盖被，解开上衣纽扣，一手扶住老年人肩部，另一手扶住髋部，老年人翻身侧卧，脱去一侧衣袖（遇到老年人一侧身体不灵活时，应卧于健康一侧，患病侧在上，先脱患病侧的衣袖）。

（2）取干净的开襟上衣穿好一侧（或患病侧）的衣袖，其余部分（干净的上衣和被更换的上衣）均平整掖于老年人身下。

（3）协助老年人平卧于床上，从老年人身下拉出干净的上衣。脱下被更换的上衣。穿好干净的上衣另一侧衣袖（或健康侧），并扣好纽扣。

步骤 4　整理上衣

护理员拉平老年人上衣的衣身、衣袖，确保身下衣服无皱褶。整理衣领。

步骤 5　整理床铺

护理员为老年人盖好盖被，整理床铺。

（二）协助失能老年人穿脱套头上衣

步骤与流程：

工作准备—沟通—脱下套头衫—穿上套头衫—整理床铺。

步骤 1　工作准备

（1）环境准备：环境整洁，关闭门窗，调节室温在 22℃ ～ 26℃。

（2）护理员准备：护理员衣着整齐，洗净双手。

（3）老年人准备：老年人平卧于床上。

（4）物品准备：老年人干净的套头上衣、屏风（或其他遮布）等。

步骤 2　沟通

护理员为老年人选择合适的套头上衣，向老年人解释，以取得配合。

步骤 3　脱下套头衫

护理员将老年人套头上衣的下端向上拉至胸部，一手托起老年人头部，一手从背后向前脱下衣身部分。一手扶住老年人肩部，一手拉住近侧袖口，脱下一侧衣袖，同法脱下另一侧衣袖。

步骤 4　穿上套头衫

（1）辨别套头衫前后面，护理员一手从衣袖口处伸入至衣身开口处，握住老年人手腕，将衣袖套入老年人手臂，同法穿好另一侧。

（2）一手托起老年人头部，一手握住衣身背部的下开口至领口部分，套入老年人头部。

（3）护理员将老年人套头衫衣身向下拉平，整理衣服至平整。

步骤 5　整理床铺

协助老年人舒适躺下，确保身下衣服平整无皱褶，盖好盖被，整理床铺。

（三）协助失能老年人更换裤子

视频 4-8　协助失能老年人更换裤子

技能操作步骤与流程（见视频 4-8）：

工作准备—沟通—脱下裤子—更换裤子—整理床铺

步骤 1　工作准备

（1）环境准备：环境整洁，关闭门窗，调节室温在 22℃～26℃。

（2）护理员准备：护理员衣着整齐，洗净双手。

（3）老年人准备：老年人平卧于床上。

（4）物品准备：老年人干净的裤子、屏风（或其他遮布）等。

步骤 2　沟通

护理员向老年人解释，以取得配合。

步骤 3　脱下裤子

（1）护理员为老年人松开裤带、裤扣。协助老年人身体左倾，将裤子右侧部分向下拉至臀下，再协助老年人身体右倾，将裤子左侧部分向下拉至臀下。

（2）护理员叮嘱能够配合的老年人屈膝，两手分别拉住老年人两侧裤腰部分向下褪至膝部，抬起一侧下肢，褪去一侧裤腿。用同样方法褪去另一侧裤腿。

步骤4 更换裤子

（1）护理员取干净的裤子辨别正反面。左手从裤管口套入至裤腰开口，轻握老年人脚踝，右手将裤管向老年人大腿方向提拉。用同样方法穿上另一条裤管。

（2）护理员两手分别拉住两侧裤腰部分向上提拉至老年人臀部。

（3）协助老年人身体左倾，将右侧裤腰部分向上拉至腰部，再协助老年人身体右倾，将裤子左侧部分向上拉至腰部。系好裤带、裤扣。

步骤5 整理床铺

协助老年人盖好盖被，整理床铺。

养老护理小贴士

1. 操作轻柔快捷，避免老年人受凉。

2. 协助老年人翻身时，注意安全，必要时安装床挡。

3. 如果老年人可坐着更换上衣，则协助老年人取坐位时注意安全。

4. 穿脱裤子不可硬拽，以免损伤老年人皮肤。

服务案例

忽略小细节 引发大问题

李小红是刚刚从事养老护理工作的新人，她服务的第一个老人是去年因为脑溢血瘫痪在床的王奶奶，小红跟王奶奶相处很融洽。10月下旬某天，小红给王奶奶换衣服后，忘记关窗户，当天晚上王奶奶就感冒发烧，去医院住了3天才好。这件事让小红自责了好久，以后再给老人换衣服时一定调节好屋内室温。

家博士点评：

老年人生理机能下降，对冷热的感觉不敏锐，经常自己察觉不到室温的变换。另外，部分患病老年人无法表达自己的需求，就需要养老护理员有专业的判断能力，在给老人换衣服时，注意调节室内温度，防止老年人感冒。

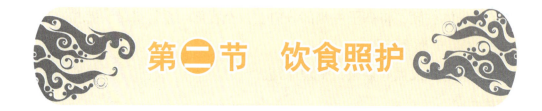

第二节　饮食照护

食物是人类生存的必备条件，是营养的来源。老年人身体器官机能减退，咀嚼消化能力降低，对食物中的营养物质吸收利用能力下降，抵抗力下降，易影响老年人健康。护理员在饮食照料上除保证食物的色香味符合老年人的口味外，同时还应注意在进食时，协助老年人保持良好的进食体位，方便进食，注意进食后的观察，避免意外的发生。总之，给予老年人全面周到的饮食照料。

一、老年人饮食基本特点

（一）老年人饮食种类

老年人饮食的种类主要包括：普通饮食、软质饮食、半流质饮食、流质饮食。

（1）普通饮食：适用于不需要特殊饮食的老年人。老年人可根据自己的喜好，选择可口容易消化且营养平衡的食物。对于无咀嚼能力和不能吞咽大块食物的老年人，可将普通饮食加工剁碎或用粉碎机进行破碎后食用。

（2）软质饮食：适用于消化不良、饮食不便、低热、疾病恢复期的老年人。食物要以软烂为主，如软米饭、面条。菜肉应切碎煮烂，容易咀嚼消化。

（3）半流质饮食：适用于咀嚼能力较差和吞咽困难的老年人。食物呈半流质状态，如米粥、面条、馄饨、蛋羹等。此类饮食无刺激性，纤维素含量少且营养丰富。

（4）流质饮食：适用于进食困难或采用鼻饲管喂食时的老年人。食物呈流质状态，如奶类、豆浆、米汤、果汁、菜汁等。此种饮食因所含热量及营养不足，故不能长期食用。

（二）老年人饮食特点

老年人消化功能不良比较普遍，多数老年人患有一种或多种慢性疾病，因此，在饮食品种选择方面应注意科学搭配、合理选择。

（1）食物选择品种要全面，保持多样化不偏食，以满足老年人身体对各种营养的全面需要。

（2）饮食宜清淡。由于老年人味觉减迟，特别喜欢吃味浓油腻和油炸的食物，但这类食物不易消化，应该节制。但清淡不等于吃素。

（3）饮食须有节制，避免暴饮暴食、生冷饮食，禁烟限酒。老年人应少食多餐，以保证足够的营养摄入。

（4）饭菜宜软烂，搭配须合理。老年人牙齿磨损、松动或脱落，咀嚼能力降低，消化能力差，因此，应把食物切碎煮烂，如肉可以做成肉糜等以利于老年人进食。同时，还须注意荤素、干稀搭配，烹调时多采用炖、焖、蒸等方法，注意色香味，可给老年人常做些汤、菜泥等，以增进食欲、促进消化。

（三）协助饮食及辅助器具的使用

针对老年人在进食方面的问题，提供适合辅助器具，提高老年人的进食能力。

（1）易拿的刀叉（如图4-1、图4-2）。

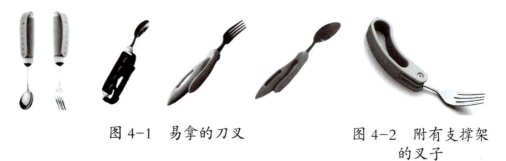

图4-1　易拿的刀叉　　　　　　图4-2　附有支撑架
　　　　　　　　　　　　　　　　　　　　的叉子

（2）易拿的杯子（如图4-3）。

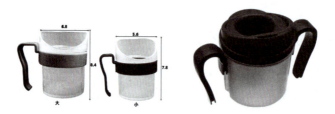

图4-3　易拿的杯子

（3）防滑碗座、防滑垫（如图4-4）。

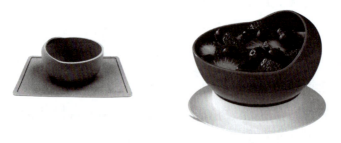

图4-4　防滑碗座与防滑垫

二、喂卧床老年人进食

（一）喂卧床老年人进食

技能操作步骤与流程：

工作准备—沟通—摆放体位—准备进餐。

步骤 1　工作准备

（1）环境准备：环境整洁，温湿度适宜，无异味。

（2）护理员准备：服装整洁，洗净双手。

（3）老年人准备：询问老年人进食前是否需要大小便，根据需要协助排便，协助老年人洗净双手。

（4）物品准备：根据需要准备床上支撑用具，如靠垫、枕头、床具支架、围巾等。

步骤 2　沟通

向老年人说明进食时间和本次进餐食物，询问有无特殊要求。

步骤 3　摆放体位

（1）半卧位。使用普通床具时，可使用棉被或靠垫支撑老年人背部使其上身抬起，采用半卧位时，应在身体两侧及膝下垫软枕以保证体位稳定。

（2）侧卧位。护理员双手分别扶住老年人的肩部和髋部，使老年人面向护理员侧卧，肩背部垫软枕或楔形垫。一般宜采用右侧卧位。

步骤 4　安全进食

（1）进食时，确保老年人完全清醒。

（2）帮助老年人围上围巾。

（3）注意食物温度，避免烫伤。

（4）进食时让老年人保持头部稍微向下姿势，降低哽咽。

（5）每次喂食时不可着急或给予过多分量，请老年人咀嚼吞咽后才继续喂食。

（6）进食完毕后，为老年人补充水分。

（7）询问老年人是否吃饱，替老年人擦嘴。

步骤5　整理

护理员协助老年人进食后漱口，并用毛巾擦干口角水痕。清扫整理，使用流动水清洁餐具并放回原处备用，必要时进行消毒。

养老护理小贴士

1. 护理员协助老年人摆放体位前应做好评估。
2. 摆放体位时动作轻稳，保障安全。
3. 辅助器具使用前，检查其是否处于安全完好的备用状态。

（二）为卧床老年人鼻饲

步骤1　工作准备

（1）用物准备：餐巾或治疗巾1块，鼻饲饮食（温度38℃～40℃）200毫升、温开水适量、50毫升注射器（灌食用）1副、弯盘1个、漱口或口腔护理用物1套、卫生纸适量。视需要另备：松节油适量、棉签1包、胶布（固定用）1卷、10～20毫升注射器1副、听诊器1副，如须灌注药物须备乳钵以研碎药片。

视频 4-9　为卧床老年人鼻饲

（2）环境准备：保持房间整洁、舒适，移去便器、尿壶等。

（3）护理对象准备：使护理对象保持合理、安全、舒适的体位。病情允许时，可协助护理对象取半坐卧位或坐位，无法坐起者可取右侧卧位，使头颈部自然伸直。

（4）个人准备：洗手，戴卫生口罩。

步骤 2　鼻饲前检查

（1）将餐巾或治疗巾围于老年人颌下以保持衣服、床单的清洁，弯盘和卫生纸放在便于取用处，可随时擦净面部。

（2）确定鼻导管末端位于胃内，检查鼻管刻度的位置是否正确，检查老年人口腔内有没有卷曲的胃导管。

（3）接注射器于胃管末端，先回抽看有无胃内容物抽出，以确定胃管是否在胃内、是否通畅、有无胃潴留，确定无问题后注入少量温开水湿润胃管。

步骤 3　进行鼻饲

（1）缓慢注入流质或药物，鼻饲液温度 38℃～40℃，一次鼻饲量不超过 200 毫升，间隔不少于 2 小时，如须注入药片，应先研碎溶解后再注入；若灌入新鲜果汁，应与奶液分别灌入，以防凝块。

（2）每次用注射器抽吸鼻饲液时，应反折胃管末端，也可抽出注射器内芯，沿其管壁倒入鼻饲液。

步骤 4　鼻饲结束

（1）应再次注入少量温开水以冲净胃管。

（2）将胃管末端反折，用纱布包好，用夹子夹紧，以安全别针固定于病人衣领或枕旁以防胃管脱落。

步骤 5　清洗与整理

（1）洗净注射器，放入治疗盘内，用纱布盖好备用。所有用物应每日消毒一次。

（2）协助清洁面部、口腔、鼻腔，整理床单位。嘱老年人维持原来鼻饲体位 30 分钟，以防活动造成呕吐。

步骤 6　记录

洗手，记录插管时间、病人反应、胃潴留情况、鼻饲种类及量等。

养老护理小贴士

　　每次鼻饲前须确认胃管在胃内并通畅。可采用 3 种方法确认胃管是否在胃内：

　　1. 将注射器与胃管末端连接，抽吸胃内容物。

　　2. 快速向胃管内注入 10 ～ 20 毫升空气，同时将听诊器置于老年人胃部听有无气过水声。

　　3. 将胃管末端置于盛水碗内，无气泡逸出。

三、照料老年人进食、进水

（一）协助老年人进食

　　技能操作步骤与流程：工作准备—沟通—摆放体位—协助进餐—整理。

　　步骤 1　工作准备

　　（1）环境准备：环境整洁，温湿度适宜，无异味。

　　（2）护理员准备：服装整洁，洗净双手。

　　（3）老年人准备：询问老年人进食前是否需要大小便，根据需要协助排便。协助老年人洗净双手，协助老年人戴上假牙，协助老年人服用餐前口服药。

　　（4）物品准备：餐具（碗、筷、汤匙）、食物、防滑垫、围裙或毛巾、手帕或纸巾、小桌、清洁口腔用品。

　　步骤 2　沟通

　　向老年人说明进食时间和本次进餐食物，询问有无特殊要求。

　　步骤 3　摆放体位

　　护理员根据老年人自理程度及病情采取适宜的进食体位（如轮椅坐位、床上坐位、半坐位、侧卧位等）。为老年人戴围裙或将毛巾垫在老年人颌下及胸前部位。

步骤 4　协助进餐

护理员将已准备好的食物盛入老年人的餐具中并摆放在餐桌上，用防滑垫固定碗碟可使进食更加容易。

（1）鼓励能够自己进餐的老年人自行进餐。指导老年人上身坐直并稍向前倾，头稍向下垂，叮嘱老年人进餐时细嚼慢咽，不要边进食边讲话，以免发生呛咳。

（2）对于不能自行进餐的老年人，由护理员喂饭。护理员用手触及碗壁感受并估计食物温热程度。以汤匙喂食时，每喂食一口，食物量为汤匙的 1/3 为宜，等看到老年人完全咽下后再喂食下一口。

（3）对于视力障碍能自己进食的老年人，护理员将盛装温热食物餐碗放入老年人的手中（确认食物的位置），再将汤匙递到老年人手中，告知食物的种类，叮嘱老年人缓慢进食。进食带有骨头的食物时，护理员要特别告知小心进食，进食鱼类要先协助剔除鱼刺。

步骤 5　整理

护理员协助老年人进餐后漱口，并用毛巾擦干口角水痕。叮嘱老年人进餐后不能立即平卧，保持进餐体位 30 分钟后再卧床休息。清扫整理，使用流动水清洁餐具并放回原处备用，必要时进行消毒。

养老护理小贴士

1. 若老年人进食速度慢，可以利用保温杯碗保持食物的温度。

2. 老年人进餐后不宜立即平卧，以防止食物反流。

3. 对于咀嚼或吞咽困难的老年人，可将食物打碎成糊状，再协助进食。

4. 老年人进食中如发生呛咳、噎食等现象，立即急救处理并通知家属。

5. 老年人进食时不要催促，应给予心理支持和鼓励。

（二）协助老年人饮水

技能操作步骤与流程：工作准备—沟通—协助饮水—整理用物。

步骤 1　工作准备

（1）环境准备：环境整洁，温湿度适宜，无异味。

（2）护理员准备：服装整洁，洗净双手。

（3）老年人准备：协助老年人取坐位或半卧位，洗净双手。

（4）物品准备：茶杯或小水壶盛装 1/2 ～ 2/3 满的温开水（触及杯壁时温热不烫手），准备吸管、汤匙及小毛巾。

步骤 2　沟通

提醒老年人饮水并询问有无特殊要求。

步骤 3　协助饮水。

（1）鼓励能够自己饮水的老年人手持水杯，如手部颤抖拿不稳杯子，可借助吸管饮水，叮嘱老年人饮水时身体坐直或稍前倾，小口饮用，以免呛咳。出现呛咳，应稍事休息再饮用。

（2）护理员给不能自理的老年人喂水时可借助吸管饮水；使用汤匙喂水时，水盛装汤匙的 1/2 ～ 2/3 为宜，见老年人下咽后再喂下一口。

步骤 4　整理用物

将水杯或水壶放回原处。护理员用小毛巾擦干老年人口角水痕。整理床单。叮嘱老年人保持姿势 30 分钟后再躺下休息。必要时，根据老年人病情需要，记录饮水次数和饮水量。

养老护理小贴士

1. 开水晾温后再递交到老年人手中或进行喂水，防止发生烫伤。

2. 老年人饮水后不能立即平卧，防止反流发生呛咳、误吸。

3. 对不能自理的老年人每日分次定时喂水。

四、老年人进食、饮水种类和量的观察与记录

技能操作步骤与流程：工作准备—沟通—观察进食、饮水情况—记录。

步骤 1　工作准备

护理员服装整洁，携带记录单、笔。

步骤 2　沟通

询问了解老年人以往进食、饮水的习惯、种类及量，本次进食、饮水情况。对于听力有障碍的老年人，护理员可采用提示性语言或写字进行交流。

步骤 3　观察进食、饮水情况

（1）老年人进食、饮水体位，需要辅助程度。

（2）老年人进食、饮水的种类，进食速度，进食量，以及近期有无明显饮食量、饮食习惯改变等。

（3）进食、饮水过程中有无吞咽困难、噎食、误吸、呛咳、呕吐等现象。

步骤 4　记录

记录所观察的内容，并标明日期、时间、签全名。每月小结，从中发现问题及时告知医护人员或家属。

养老护理小贴士

1. 预先了解老年人饮食习惯，便于对比，发现异常情况。
2. 记录应详细、准确，有利于准确判断老年人身体状况。

服务案例

一日三餐控制住　老年人身体状态好

刘奶奶有糖尿病史 20 年，长期餐前服用降糖药，医嘱给予糖尿病饮食，每日热量分配 20%、40%、40%。小娟严格按照嘱托执行，刘奶奶的血糖指标餐前控制在 5.6 ～ 6.1mmol/L，餐后 2 小时血糖指标控制在 6.9 ～ 7.1mmol/L，老年人精神状况良好。

家博士点评：

老年人味觉退化，平时饮食爱吃品味重的食物，这大大影响老年人的身体健康。养老护理员要严格按照医生嘱托，不能大意，即便老年人不爱吃，也要坚持执行。建议养老护理员在菜式、品味、花样方面多加学习。

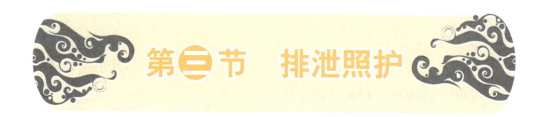

第三节　排泄照护

一、观察评估老年人排泄状况

（一）常见老年人排泄异常

1. 便秘

便秘指正常的排便形态改变，排便次数减少，每周少于 2 次。排便困难，粪便过干过硬。触诊腹部较硬实且紧张，有时可触及包块，肛诊可触及粪块。

2. 粪便嵌顿

老年人有排便冲动，腹部胀痛，直肠肛门疼痛，肛门处有少量液化的粪便渗出，但不能排出粪便。

3. 腹泻

腹痛、肠痉挛、疲乏、恶心、呕吐、肠鸣、有急于排便的需要和难以控制的感觉。粪便松散或呈液体样。

4. 排便失禁

老年人不自主地排出粪便。

5. 肠胀气

老年人表现为腹部膨隆，叩诊呈鼓音，腹胀、痉挛性疼痛、呃逆、肛门排气过多。当肠胀气压迫膈肌和胸腔时，可出现气急和呼吸困难。

（二）常见老年人排尿异常

1. 尿失禁

膀胱括约肌丧失排尿控制能力，使尿液不自主地流出。

2. 尿潴留

膀胱内潴留大量的尿液而又不能自主排出，表现为下腹胀满、排尿困难、耻骨上膨隆、扪及囊性包块，叩诊为浊音。

（三）报告并记录异常情况

1. 异常排尿

（1）多尿。

24 小时尿量经常超过 2500 毫升者为多尿。多尿的常见原因为：正常情况下大量饮水；疾病，如患有糖尿病的老年人排尿增多是其非常典型的症状。此外，随着年龄增加，老年人泌尿系统功能老化，对尿液的浓缩功能下降，夜尿次数增多。

（2）少尿和无尿。

成人尿量少于 400 毫升 /24 小时或 17 毫升 / 小时者为少尿；24 小时尿量少于 100 毫升或 12 小时内无尿者为无尿或尿闭。少尿多见于患有心脏、肾脏、肝脏功能衰竭和休克的人，无尿多见于严重休克和急性肾衰竭的人。

（3）尿潴留。

尿液大量存留在膀胱内不能自主排出称为尿潴留。当尿潴留时，膀胱容积可增至 3000 ～ 4000 毫升，膀胱高度膨胀，可至脐部。尿潴留的老年人常表现为下腹胀痛、排尿困难。严重者下腹部可见有隆起的囊样包块，按压后疼痛。引起老年人尿潴留的常见原因为：老年男性前列腺肥大或肿瘤压迫尿道，可能会造成排尿受阻，引起尿潴留；外伤、疾病或使用麻醉剂所致骶髓初级排尿中枢活动发生障碍或受到抑制，不能形成排尿反射；各种原因引起的不能用力排尿或不习惯卧床排尿，包括某些心理因素（如焦虑、窘迫）使得排尿不能及时进行；由于尿液存留过多，膀胱过度充盈，致使膀胱收缩无力，造成尿潴留。

（4）尿失禁。

排尿失去意识控制或不受意识控制称为尿失禁。尿失禁有四大类，其中真性尿失禁即膀胱稍有一些尿便会不自主地排出，排尿后膀胱处于空虚状态。真性尿失禁常见于外伤等原因导致的与排尿相关的神经或者肌肉损伤的人，如昏迷、截瘫的老年人。

二、老年人异常排泄照护

（一）老年人便秘的护理

（1）评估老年人便秘的原因。

（2）多食含纤维素的食物，有利于增加肠蠕动，促进大便排出。

（3）适当增加饮水量。每日清晨饮一杯淡盐水，可促进肠蠕动，保持胃肠道足量的水分，软化粪便，有利于大便的排泄。

（4）在体力允许的情况下，指导老年人做适量的体育活动，可提高排便肌群的收缩力。

（5）每天起床前和入睡前进行顺时针腹部按摩，增加肠蠕动。

（6）各种措施均无效的情况下，及时报告。

（7）养成定时排便的习惯。

（8）做好老年人心理护理，缓解因曾经有过排便不畅经历而引发的思想顾虑和心理负担，放松身心。

（二）老年人粪便嵌顿的护理

（1）评估老年人粪便嵌顿的原因。

（2）关闭门窗，注意保暖。屏风遮挡，保护隐私。

（3）遵医嘱使用栓剂、缓泻剂。操作中注意观察老年人表现，如有面色苍白、呼吸急促心悸、头昏等现象，须立即停止操作。

（4）协助排便后用温水洗净擦干肛门及臀部周围皮肤，保持清洁干爽。

（5）各种措施均无效的情况下，及时报告。

（三）老年人腹泻的护理

（1）评估老年人腹泻的原因，采取针对性的护理措施。

（2）膳食调理，酌情给予清淡的流质或半流质食物，避免摄入油腻、辛辣、高纤维食物。严重腹泻时可暂时禁食。鼓励老年人饮水，以免脱水。

（3）遵医嘱口服补液盐。

（4）每次便后用温水洗净肛门周围及臀部皮肤，保持皮肤清洁干燥。必要时，肛门周围涂搽软膏加以保护。

（5）卧床老年人发生腹泻时注意观察骶尾部皮肤变化，预防压疮的发生。

（6）密切观察病情，记录排便的性质、次数等，必要时留取标本送检。腹泻严重时，及时报告。

（四）老年人排便失禁的护理

（1）处理粪便时，屏风遮挡，保护隐私。

（2）经常用温水洗净肛门周围及臀部皮肤，保持皮肤清洁。肛门周围涂搽软膏以保护皮肤，避免潮湿刺激引发感染。

（3）帮助老年人重建控制排便的能力。了解老年人排便时间，掌握规律，定时给予便器，促使老年人按时自己排便。

（4）观察并记录排便的量、性质。及时报告病人情况。

（5）观察骶尾部皮肤情况，预防压疮的发生。

（五）老年人肠胀气的护理

（1）指导老年人养成细嚼慢咽的良好饮食习惯。

（2）鼓励老年人适当活动。

（3）轻微胀气时，可行腹部热敷、腹部按摩。严重胀气时，及时报告。

（4）做好心理护理，进行健康教育，如少食产气的食物，如豆类、产气饮料，进食或饮水时避免吞入大量空气。

（六）尿失禁的护理方法

（1）保持皮肤清洁干燥，经常清洗会阴部皮肤，勤换衣裤、床单、衬垫等。

（2）按时使用便器，建立规则的排尿习惯，促进排尿功能的恢复。

（3）做好心理护理，尊重老年人人格，给予安慰和鼓励。

（七）尿潴留的护理方法

（1）安慰老年人，缓解焦虑和紧张情绪。

（2）用热毛巾或热水袋热敷老年人的腹部促进排尿。

（3）用按摩老年人腹部的方法促进排尿。

（4）使用措施诱导排尿，如听流水声，或用温水冲洗会阴。各种措施均无效的情况下，及时报告。

三、卧床老年人排泄照护技术

（一）帮助卧床老年人使用便盆

步骤1　工作准备

（1）环境准备：环境整洁，温湿度适宜，关闭门窗，必要时遮挡屏风。

（2）护理员准备：服装整洁，洗净并温暖双手，必要时戴口罩。

（3）物品准备：便盆、一次性护理垫、卫生纸、屏风，必要时备温水、水盆毛巾。

步骤2　沟通

询问老年人是否有便意，提醒老年人定时排便。

步骤3　放置便盆

（1）仰卧位放置便盆法（如视频4-10）。护理员协助老年人取仰卧位，掀开下身盖被折向远侧，协助其脱下裤子至膝部。叮嘱老年人配合屈膝抬高臀部，同时一手托起老年人的臀部，另一手将一次性护理垫垫于老年人臀下。再次要求老年人配合屈膝抬高臀部，同时一手托起老年人的臀部，另一手将便盆放置于老年人的臀下（便盆窄口朝向足部）。为防止老年人排尿溅湿盖被，可在会阴上部覆盖一张一次性护理垫。为

视频4-10　帮助卧床老年人使用便盆仰卧位便盆放置方法

老年人盖好盖被。

（2）侧卧位放置便盆法（如视频 4-11）。护理员将老年人裤子脱至膝部，双手扶住老年人的肩部及髋部翻转身体，使老年人面向自己呈侧卧位，掀开下身盖被折向自己一侧暴露臀部，将一次性护理垫垫于老年人腰及臀下，再将便盆扣于老年人臀部（便盆窄口朝向足部），协助老年人恢复平卧位。在会阴上部覆盖一张一次性护理垫。为老年人盖好盖被。

视频 4-11　帮助卧床老年人使用便盆侧卧位便盆放置方法

步骤 4　撤去便盆

老年人排便后，护理员一手扶稳便盆一侧，另一手协助老年人侧卧，取出便盆放于地上。取卫生纸为老年人擦净肛门。必要时用温水清洗肛门及会阴部并擦干撤去一次性护理垫。

步骤 5　整理

协助老年人卧位舒适，穿好裤子，整理床单位。必要时协助老年人洗手。开窗通风；观察、倾倒粪便；冲洗消毒便盆，晾干备用。

养老护理小贴士

1. 使用便盆前检查便盆是否洁净完好。

2. 协助老年人排便，应避免长时间暴露老年人身体，导致老年人受凉。

3. 便盆及时倾倒并清洗消毒，避免污渍附着。

4. 为老年人放置便盆时不可硬塞，以免损伤其皮肤。

（二）帮助卧床老年人使用尿壶

步骤 1　工作准备

（1）环境准备：环境整洁，温湿度适宜，关闭门窗，必要时遮挡屏风。

（2）护理员准备，服装整洁，洗净并温暖双手。

（3）物品准备，便壶（男、女）、一次性护理垫、卫生纸，必要时备温水、水盆、毛巾。

步骤2 沟通

询问老年人是否有尿意。

步骤3 放置尿壶

护理员协助老年女性取仰卧位，掀开下身盖被折向远侧，协助其脱下裤子至膝部。叮嘱老年人配合，屈膝抬高臀部，同时一手托起老年人的臀部，另一手将一次性护理垫垫于老年人臀下。叮嘱老年人屈膝，双腿呈八字分开，护理员手持尿壶将开口边缘贴紧阴部，盖好盖被。

协助老年男性面向护理员取侧卧位，双膝并拢，将阴茎插入尿壶接尿口，用手握住尿壶把手固定，盖好被子。

步骤4 整理

老年人排尿后，护理员撤下尿壶。用卫生纸擦干老年人会阴部，必要时，护理员为老年人清洗或擦拭会阴部。撤去一次性护理垫，协助老年人穿好裤子，整理床单位，必要时协助老年人洗手。开窗通风；观察、倾倒尿液；冲洗尿壶，晾干备用。

四、老年人使用纸尿裤与护垫

（一）尿垫、纸尿裤的种类及适用范围

1.尿垫

常见的尿垫多为一次性尿垫。

尿垫适用于完全卧床，伴有痴呆、意识不清及尿失禁的老年人。

2.纸尿裤

成人纸尿裤适用于能够行走、坐轮椅、卧床伴躁动不安，伴有尿失禁、尿滴沥的老年人。

（二）为老年人更换尿垫（尿布）

步骤 1　工作准备

（1）环境准备：环境整洁，温湿度适宜，关闭门窗，必要时遮挡屏风。

（2）护理员准备：服装整洁，洗净并温暖双手，必要时戴口罩。

（3）物品准备：一次性尿垫（尿布）、屏风、水盆、温热毛巾。

步骤 2　沟通

查看并向老年人解释需要更换一次性尿垫（尿布），以取得合作。

步骤 3　更换尿垫（如视频 4-12）

护理员将水盆、毛巾放在床旁座椅上。掀开老年人下身盖被，双手分别扶住老年人的肩部、髋部翻转其身体呈侧卧位，将身下污染的一次性尿垫（尿布）向侧卧方向折叠，取温湿毛巾擦拭会阴部；观察老年人会阴部及臀部皮肤情况。将清洁的一次性尿垫（尿布）一半平铺，一半卷折，翻转老年人身体呈平卧位，撤下污染的一次性尿垫（尿布）放入专用污物桶。整理拉平清洁的一次性尿垫（尿布），盖好盖被。

视频 4-12　更换尿垫办法

步骤 4　整理

护理员整理老年人床单，开窗通风。清洗毛巾，刷洗水盆。尿布需要集中清洗消毒，晾干备用。

> **养老护理小贴士**
>
> 1. 定时查看尿垫浸湿情况，根据尿垫吸收锁水的能力进行更换，防止发生尿布疹及压疮。
>
> 2. 更换一次性尿垫（尿布）时，动作轻稳，避免老年人受凉。
>
> 3. 为老年人更换一次性尿垫（尿布）时，应使用温热毛巾擦拭或清洗会阴部，减轻异味，保持局部清洁干燥。

4. 当老年人患有传染性疾病时，一次性尿垫应放入医用黄色垃圾袋，作为医用垃圾集中回收处理。

（三）为老年人更换纸尿裤

步骤 1 沟通

请老年人或家人理解、配合更换纸尿裤，查看并向老年人解释需要更换纸尿裤，以取得合作。

步骤 2 工作准备

（1）环境准备：环境整洁，温湿度适宜，关闭门窗，必要时遮挡屏风。

（2）护理员准备：服装整洁，洗净并温暖双手，必要时戴口罩。

（3）物品准备：纸尿裤、卫生纸、屏风、水盆、温热毛巾、鞣酸软膏。

步骤 3 个人准备

洗手。

步骤 4 为老年人更换纸尿裤（如视频 4-13）

（1）将纸尿裤摊开后对折拉松，让纸尿裤成凹槽弧形。

（2）打开污湿的纸尿裤腰侧的黏扣。必要时养老护理员用温水清洗老年人臀部及会阴部皮肤，并用软毛巾轻轻擦干皮肤表面水迹，或者采用自然通风法保持皮肤表面干燥。必要时涂抹鞣酸软膏。

视频 4-13 更换纸尿裤办法

（3）帮老年人取侧卧位，从两腿间抽出用过的纸尿裤。

（4）将纸尿裤平铺于床上，然后将纸尿裤穿过胯下，后片对齐脊椎，前片对齐肚脐，调整至前后等高。

（5）整理并摊开纸尿裤后片，包覆于臀部，再将老年人从侧卧位变换为仰卧位。注意纸尿裤尽量要整理平整，避免卧床老年人长期受压引起皮肤的损伤。

服务案例

排泄照护的积极作用

王新平老人，男，75岁，有时候走路、咳嗽或大笑的时候，会有一股小便漏出，老年人认为这是尴尬得难以启齿的事，所以他从来不与人谈及。但实际上这样的情况已为他带来极大的困扰，严重影响了生活质量。但由于老年人存在心理障碍，没有及时客观地反映自己所遇到的排泄问题，既延误了病情，也带来了巨大的心理烦恼。

家博士点评：

排泄功能障碍是老年人常见的问题之一，同时也为照护带来重大负荷。随着年龄的增加，机体逐渐出现衰老，其排泄功能相应也发生改变，出现排尿及排便障碍。王新平老人可以在专业的照护下，得到有效的治疗，提高生活品质。日常护理时注意保持皮肤干燥、进行膀胱功能训练、在指导下适量饮水等，外出时通过携带备用衣裤、准备合适的纸尿裤、减少水分及刺激性饮料的摄入等，都可以为老年人带来更好的生活品质体验，减轻心理压力。

让长者安心接受照护

排泄是生活中每个人最隐私的部分。自己的排泄也要别人照顾，当然会难为情。这种心理上的负担，会导致长者的性情改变，易怒或沉默。因此，排泄照护首先要使长者放心，安心接受护理。照护者在照护全程都要显得自然平和。

"很臭""很脏"是禁忌语

依长者机能的衰退程度选用辅助用具，能用尿器、便器就不要用尿裤，在便携马桶排泄就不要在床上排泄。尽量使长者保持身体功能。为了护理方便，却使长者的身体功能因废用而衰退，最终对照护者和长者都不好。

鼓励并协助长者自理

这不仅可以防止长者残存的生活自理能力的衰退（失用性衰退），而且可以锻炼、巩固和恢复身体功能。同时，由于生活自理能力一点一滴的提升，也可使长者增强生活的信心。

减轻照护者负担

照护是长期的工作，感到为难和痛苦就难以持久。上述原则要灵活掌握。如只在夜里用尿裤，以减少长者和照护者起夜的次数。照护是综合性的工作。在排泄照护的同时兼顾其他的护理，即把握好全局和局部照护的关系，提高效率，减轻照护者负担，是一个重要原则。

把握长者的排泄规律

排泄和排泄物是长者健康的重要指标。把握长者每日排便、排尿的次数，每次所用时间及尿便的量、颜色、稀稠度等很重要。排泄记录是必要的。如果排泄物含有血液，则应当及时通报医生。

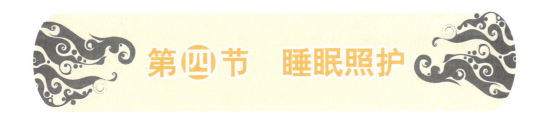

第（四）节　睡眠照护

一、老年人睡眠特点

随着年龄的增长，肌体结构和功能会发生退化，老年人的睡眠功能也会退化。老年人睡眠时间长短因人而异，觉醒后感觉精力充沛、情绪愉快即可，不必强求一致。但是由于老年人体力减弱，很容易感到疲劳，因此，合理和科学的睡眠对于老年人来说仍然十分重要。

睡眠时间缩短。60～80岁的健康老年人，就寝时间平均为7～8小时，但睡眠时间平均为6～7小时。

老年人夜间容易觉醒，并且非常容易受到声、光、温度等外界因素及自身老年病产生的症状的干扰，使夜间睡眠变得断断续续。

浅睡眠时大脑未充分休息，老年人浅睡眠期增多，而深睡眠期减少，老年人年龄越大，睡眠越浅。

老年人容易早醒，睡眠趋向早睡早起。

二、老年人睡眠环境要求

（一）室内环境

老年人的体温调节能力差，夏季室内温度保持在23℃～28℃，冬季室温保持在18℃～25℃，相对湿度在50%～60%为宜。

（二）声光及色彩

老年人睡眠易受声光的影响，居室环境应保持安静。老年人视觉适应力下降，光线过暗会造成看不清周围景物而发生跌倒坠床等安全问题，夜间应有适当的照明设施，如夜灯或地灯。墙壁颜色淡雅，可避免老年人情绪兴奋或焦虑。

（三）通风

通风可调节室温并可降低室内细菌数量，减少疾病发生概率。居室要经常通风以保证室内空气新鲜。

（四）老年人居室内设备

室内设备应简单实用，靠墙摆放，家具的转角应尽量选择弧形，以免夜间碰伤起夜的老年人。

（五）卫生间

卫生间应该靠近卧室，卫生间内设置坐便器并设有扶手、地面铺防滑砖。叮嘱老年人上床前排空大小便，避免和减少起夜造成对睡眠的影响。对于不能自理的老年人，在睡前将所需物品放置于合适位置，如水杯、痰桶，便器等。

三、为老年人布置睡眠环境

步骤 1　工作准备

（1）环境准备：室内安静整洁。

（2）护理员准备：服装整洁。

（3）老年人准备：排便、洗漱完毕。

（4）物品准备：根据气候准备棉被、床褥、毛毯等。

步骤 2　布置睡眠环境

护理员轻敲房门后进入房间，告知老年人准备熄灯休息。询问老年人房间温湿度是否合适，有无需要帮助的地方。

（1）护理员协助关闭窗户，闭合窗帘。

（2）调节室内空调或暖气开关，调节温湿度。

（3）检查老年人床铺有无渣屑，按压床铺硬度，展开被褥平整铺床，被褥松软适中。整理枕头至蓬松，高度随老年人习惯适当调整。

（4）协助老年人上床就寝，盖好盖被。询问是否还有需求，及时满足。

（5）调节光线，开启地灯，关闭大灯。

步骤 3　关门退出

护理员轻步退出房间，轻手关门。

养老护理小贴士

1. 老年人睡前，卧室适当通风换气，避免空气混浊或异味影响睡眠。
2. 被褥厚薄随季节调整。
3. 枕头不宜太高或太低，软硬度适中。

四、观察老年人睡眠状况

（一）老年人睡眠观察重点内容

1. 一般睡眠状况

入睡时间、觉醒时间及次数、总睡眠时间、睡眠时间等。

2. 异常睡眠状况

入睡困难、不能维持睡眠、昼夜颠倒现象、睡眠呼吸暂停、夜间阵发性呼吸困难、嗜睡等。

3. 异常睡眠记录内容

异常睡眠记录内容包括床号、姓名、睡眠一般情况（入睡时间、觉醒时间及次数、总睡眠时间、睡眠质量）、老年人自诉、异常睡眠的表现，以及有无采取助眠措施等。

（二）观察并记录老年人异常睡眠

步骤 1　工作准备

（1）护理员准备：服装整洁，查阅既往照料记录，了解老年人近期状况。

（2）环境准备：居室整洁。

（3）老年人准备：老年人平卧床上。

（4）物品准备：记录单、笔，必要时备被子、褥子、毛毯等。

步骤 2　协助入睡

护理员为老年人布置舒适的睡眠环境，协助老年人入睡。

步骤 3　观察睡眠

护理员夜间 2 小时查房一次，做到走路轻、关门轻。观察老年人睡眠状况。晚间 11 时查房老年人仍未进入睡眠状态，夜间觉醒 4 次。夜间温度下降，为老年人增盖薄被。

步骤4　沟通

晨起巡视并询问老年人睡眠情况。例如，老年人自诉：5点起床，夜间睡眠差，感觉疲乏。

步骤5　记录

交班本上记录内容。例如：101-1床，刘红，夜间睡眠差。夜间觉醒4次，每次睡眠时间30～60分钟。晨起感觉疲乏，加强观察和看护。

养老护理小贴士

1. 夜间查房注意走路轻、关门轻，避免惊醒老年人。
2. 记录内容详细，字迹清楚。

服务案例

喝酒可以助眠？

董新义老人，男，69岁，长期睡眠不好，入睡困难，睡着后易醒，醒后难以再次入睡。后来发现睡前喝酒是个很好的办法，可以帮助入睡，睡不着的时候，或半夜醒来都会喝一杯，他把这一个办法分享给其他有睡眠障碍的老年人，让大家都来试一下。

家博士点评：

饮酒助眠是不可取的，酒精对中枢神经系统的抑制作用可能会缩短入睡时间，但酒精的作用会扰乱整个睡眠状态，出现经常早醒、睡眠质量较低、熟睡时间缩短等问题。建议适当运动，不要喝浓茶和咖啡，作息规律，养成健康的睡眠习惯。

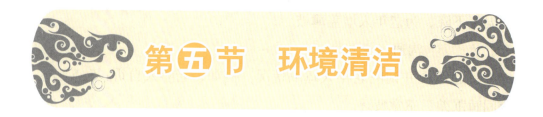

第五节　环境清洁

一、老年人舒适环境

为老年人创造安全、舒适、安静、整洁的环境，可以满足老年人生理、心理的需要，也是护理员的重要职责。

（一）室内光线充足

老年人的居室应保证充足的阳光和适当的采光，保证老年人住房照明充足，但应避免直接阳光及刺眼的强光。由于老年人的暗适应力低下，因此一定要保持适当的夜间照明。

（二）保持室内空气流通

老年人的卧室窗户宜大、窗口朝南，以利于采光和通风。每天应定时开窗通风，保持室内空气新鲜。

（三）温度适宜

老年人所处环境的温度应适宜。持续的高温环境可导致中暑，还有导致肾脏、循环系统疾病和脑卒中的危险。极冷的环境有增加呼吸道疾病和冻疮的可能。

（四）安全设施

（1）走廊、楼梯边上应安装固定扶手，并且要求稳定、牢固。各种门口处地面不设门槛，台阶终止边缘涂上鲜艳颜色标记，以确保老年人行走安全。家具简单实用，靠墙摆放，活动区域平坦宽敞，电视上墙，以免牵绊老年人。

（2）妥善保管易燃物品，不用的电源插头应加装适当的遮蔽，以防老年人将手指插入。任何的清洁剂、杀虫剂、药品及无法食用的物品均应收藏于柜中。窗前可以加上窗花，以免老人撞到窗玻璃。

（3）卫生间位置靠近房间，方便老年人使用。卫生间房门为推拉门或向外打开，便于老年人发生意外时进行急救。卫生间设置坐式马桶，马桶旁边设有扶手，方便老年人自行起身和坐便。卫生用品放在老年人排便后伸手可取的地方。

（4）老年人房间及卫生间应设置呼叫器或按铃。

（5）床具应安全、牢固、固定、高矮适宜，方便老年人上下床。

二、保持舒适环境的基本方法

（一）避免室内空气污染

每天开窗换气不少于两次，每次不少于 30 分钟，且选择上午、中午开窗，此时空气质量最好。如遇大雾或者雾霾天气时，暂时不要开窗。

（二）室内温度和湿度适宜

要注意室内温度、湿度控制，让人感到安全与舒适。适宜的室温是冬天温度 18℃～ 25℃，湿度为 30%～ 80%；夏天温度为 23℃～ 28℃，湿度为 30%～ 60%。室内应有冷暖设备。如果使用火炉取暖，要特别注意防止煤气中毒。

（三）室内异味清除

老年人的居住环境空气要清新、自然，适当使用室内空气净化设备可以有效地去除灰尘、微生物，消除室内环境污染，提高室内空气质量，如果可能，最好在老年人的居室安装一个排气扇。居室也要讲究绿化和美化，可在阳台或室内摆放几盆花卉、盆景、绿草等，不仅可以增添美感，还能净化空气，减少污染。

（四）清扫整理居室

清扫整理居室，应采用湿式清洁法。当清扫地面时，扫把应沾湿再进行清扫，避免扬起灰尘。擦拭家具物品时，抹布也应清水浸湿，拧至半干状态再进行擦拭。将拖把刷洗干净，挤压出多余水分，再进行地面擦拭。老年人居室卫生应每日进行，每周进行一次大扫除。

（五）清扫整理床铺

老年人每日清晨起、午睡后，护理员要进行老年人床铺的清扫整理。床铺表面要做到平整、干燥、无渣屑。扫床刷要套上刷套进行清扫，一床一套，不可混用。对于卧床老年人，护理员还应注意在三餐后、晚睡前进行床铺的清扫整理，避免食物的残渣掉落在床上。

三、为老年人整理床单

步骤 1　工作准备

（1）环境准备：环境整洁。

（2）护理员准备：服装整洁，戴口罩、帽子。

（3）物品准备：扫床车 1 辆、床刷 1 把、刷套数个、脸盆 2 个（分别盛装洁净、污染的刷套）

步骤 2　折叠棉被

用物放置车上，推车进入老年人居室。棉被折叠成方块状，放置在床旁椅子上。将枕头放在棉被上。

步骤 3　整理床单

先将床头部位床单反折于床褥下压紧，再将床尾部床单抻平反折于床褥下。

步骤 4　清扫床铺

取床刷套好刷套，从床头纵向扫床至床尾，每扫一刷要重叠上一刷的 1/3，避免遗漏。

步骤 5　整理

撤下刷套，放在另一脸盆中。整理枕头放置床头，棉被放置床尾。

养老护理小贴士

1. 护理员扫床需要戴口罩。

2. 扫床套在使用时每床一只，不可重复使用。

3. 扫床套用后使用含氯消毒剂浸泡 30 分钟，然后清洗干净，晾干备用。

四、为卧床老年人更换被服

步骤 1　工作准备

（1）护理员准备：服装整洁，查阅既往照料记录，了解老年人近期状况。

（2）环境准备：居室整洁，关闭门窗，冬季调节室温至 24℃～26℃。

（3）老年人准备：老年人平卧于床上，盖好被子。

（4）物品准备：扫床车 1 辆、床刷 1 把、刷套数个，脸盆 2 个（分别盛装洁净、污染的刷套），清洁床单、被罩、枕套数个，必要时备清洁的衣裤。

步骤 2　沟通

备齐用物，推车进入老年人居室。向老年人解释，取得老年人配合。关闭门窗。

步骤3　更换床单

（1）物品按使用顺序码放在床尾椅子上（上层床单，中层被罩，下层枕套）。

（2）护理员站在床的右侧，一手托起老年人头部，一手将枕头平移向床的左侧，协助老年人翻身侧卧至床的左侧（背向护理员）盖好被子。必要时对侧安装床挡。从床头至床尾，松开近侧床单，将床单向上卷起直至入老年人身下。

（3）从脸盆中取刷套套在床刷上，靠近床中线清扫褥垫上的渣屑，从床头扫至床尾，每扫一刷要重叠上一刷的1/3，避免遗漏。

（4）取清洁床单，床单的纵向中线对齐床中线，展开近侧床单平整铺于床褥上，余下的一半塞于老年人身下，分别将近侧床单的床头床尾部分反折于床褥下绷紧床单，再将近侧下垂部分的床单平整塞于床褥下。

（5）将枕头移至近侧，协助老年人翻转身体侧卧于清洁大单上（面向护理员），盖好被子。必要时近侧安装床挡。

（6）护理员转至床对侧，从床头至床尾松开床单，将床单向上卷起，再将污床单从床头、床尾向中间卷起放在污衣袋内，清扫褥垫上的渣屑（方法同上），撤下刷套，放在另一脸盆中。

（7）拉平老年人身下的清洁床单，平整铺于床褥上（方法同上）。协助老年人平卧于床中线上。盖好被子。

步骤4　更换被套

（1）护理员站在床右侧，将盖于老年人身上的棉被两侧及被尾展开。打开被罩被尾开口端，一手揪住被罩边缘，一手伸入被罩中分别将两侧棉胎向中间对折。然后，一手抓住被罩被头部分，一手抓住棉胎被头部分，将棉胎呈S形从被罩中撤出，折叠置于床尾。被罩仍覆盖在老年人身体上。

（2）取清洁被罩平铺于污被罩上，被罩中线对准床中线。床罩的被头部分置于老年人颈部。打开清洁被罩被尾开口端，一手抓住棉胎被头部分将棉胎装入清洁被罩内，在被罩内将棉胎向两侧展开。从床头向床尾方向翻卷撤出污被罩，放在污衣袋内。

（3）棉被纵向两侧分别内折（成被筒），被尾向内反折至整齐。

步骤5　更换枕套

（1）护理员一手托起老年人头部，另一手撤出枕头。

（2）将枕芯从枕套中撤出，污枕套放在污衣袋内。

（3）在床尾部，取清洁枕套反转内面朝外，双手伸进枕套内撑开揪住两内角。

（4）抓住枕芯两角，反转枕套套好。

（5）将枕头从老年人胸前放至左侧头部旁边，护理员右手托起老年人头部，左手将枕头拉至老年人头下适宜位置。枕套开口应背门。（必要时，为老年人更换衣裤）

步骤6　整理用物

整理用物，开窗通风，洗手。

养老护理小贴士

1. 协助老年人翻身侧卧时，注意老年人安全，防止发生坠床。必要时使用床挡。

2. 扫床时，每扫一刷要重叠上一刷的三分之下，避免遗漏。

3. 一床一刷套，不可重复使用。

4. 更换被罩时，避免遮住老年人口鼻。

5. 棉胎装入被罩内，被头部分应充满，不可有虚沿。

6. 套好的枕头四角充实，枕套开口背门。

7. 操作动作轻稳，不要过多暴露老年人身体并注意保暖。

服务案例

为老年人整理床单前沟通的必要性

张巧玉刚刚进入养老护理行业，她认为给认知症障碍的老年人整理床单前没必要进行沟通，因为老年人已无法清晰表达个人想法。护理部长发现这一情况后，及时更正，与认知症障碍老年人进行沟通，并不一定要得到肯定或否定的回答，是表达一种尊重，满足老年人身心的需要。

家博士点评：

良好关系来自沟通，沟通是护理人员与老年人交流的重要形式之一。沟通分为语言性沟通和非语言性沟通。沟通的效果常对人的精神面貌和情绪等产生影响，要多鼓励和赞赏，增强长者自信心；耐心聆听长者，鼓励其多表达感受。当老年人言语无法清楚表达时，身体语言能适时有效地辅助表达。与认知障碍的老年人沟通前，必须先让其知道我们的存在；口头表达时，要面对老人，利于其读唇，并加上缓和、明显的肢体动作来有效地辅助表达。同样，若老年人无法用口头表达清楚时，可鼓励他们用身体语言来表达再给予反馈，以利于双方沟通。

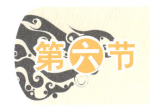

第六节　认知障碍老年人的照护

一、认知障碍老年人的基本概念

认知障碍是一种由大脑病变引起的综合征，临床特征表现为记忆力、理解能力、判断力、推理能力、计算力和抽象思维能力减退，同时还可伴有幻觉、妄想、行为紊乱和人格改变，严重者影响工作与生活及社交，意识一般可无异常。

我们常听说长者记性不好，经常将东西乱放，找来找去找不到，担心得了认知障碍症。其实，认知障碍症是长者常见的退化性疾病，主要是因为大脑细胞逐渐退化死亡，导致大脑认知功能出现缺损。主要症状包括记忆力障碍，特别是短期记忆。

认知障碍症不单是记忆障碍，还包括其他认知功能障碍，如判断力、语言表达能力、解决问题能力等衰退，而且行为及个性方面也会受到影响。

当病程严重时，患者的方向感会丧失，可能会出现妄想或幻觉，觉得家里有人偷他的东西。患者的自理能力也会出现问题，可能出现大小便失禁及忘记吞咽等情况。

过去常用的说法是"老年痴呆症"，患者往往被误解为神志不清，精神有问题。其实，很多早期患者犹如正常人一般，说话清晰、有条理，症状只是记性较差，判断力稍微下降，用"痴呆症"形容并不太适合。

二、认知障碍老年人照护原则

患有认知障碍症患者在早期、中期和后期的阶段均会有不同的照顾问题及困难，因此在照顾方面，必须视其退化程度，调整与患者互动的方法。照护者可以遵从以下的方法去照顾患者。

（一）早期认知障碍症患者的照顾

早期病症：语言表达或理解有困难；执行熟悉的工作也会感到困难；性格改变，情绪及行为变得无法捉摸；判断力降低，缺乏主动性，影响工作能力；对时间及方向感觉混乱，不清楚日期，容易迷途；思考混乱、计算出错、学习及接受新事物会出现困难；患者会丧失近期记忆，随着病情的恶化，较远期的记忆也会丧失。

早期的患者认知功能仍然良好，所以在照顾方面，主要是给予患者足够时间完成日常生活的事项，并尽量发挥其能力去做事情，在适当的时候给予环境提示。沟通方面，鼓励患者多用语言表达，继续维持嗜好及参与社交活动。

（1）提供一个熟悉及稳定的生活环境，安排患者一个有规律的生活时间表。

一个熟悉的生活环境能提供安全感，令病程稳定及维持日常功能。此外，给患者安排一个有规律的作息时间表，有助减轻患者的焦虑。同时，对于平日甚少活动的患者，固定的活动有助他们发泄多余的体力，减少游走的机会，改善晚间睡眠的情况。

（2）鼓励患者参与日常生活事务。

无论患者是否能胜任生活事务，鼓励患者多参与日常生活简单事情，如自行进食、穿衣等，有助维持自理能力及减慢功能的退化。

（3）将焦点放在患者的能力上。

照顾者多发掘患者仍然保留的能力，降低对患者的期望。否则若经因为患者做错事而加以责怪，就会令患者不愿去做任何事，增加患者的挫败感。

（4）减少与患者发生冲突，保持良好的沟通。

照顾者避免与患者有正面的冲突及发生争执，否则会令患者更容易生气。经常称赞患者，与患者建立良好的沟通，有助照顾患者及稳定其情绪。

（5）注意患者的安全，防止意外发生。

院舍必须尽可能维持患者生活环境的安全，有些即使是看来安全的东西，患者也可能会因判断能力、身体协调能力下降而不当使用，继而发生问题。例如，要将院舍内一些清洁剂、利器等物品存放好。

（二）中期认知障碍症患者的照顾

中期病症：早期所出现的病症变得更明显及严重；情绪极不稳定，易生气激动；日常起居生活需要家人协助；忽视个人卫生；生活日夜颠倒。

对中期患者的照顾，要求照顾者维持稳定的情绪，因为患者可能会出现许多日常生活及行为问题而提高照顾的难度。因此，照顾的目标就是预防意外的发生，鼓励患者多做喜欢的活动，维持稳定的情绪。

当患者的病情到达中期时，患者会逐渐由健忘踏入混乱的阶段。照顾者会发现患者的性格有很大的改变，变得越来越陌生，记忆也慢慢变得零碎。患者可能会活在过去与现实混合在一起的情况。对于规矩、对与错等情况辨别不清。性格方面，患者会变得被动、依赖及冷淡。行为方面，也会容易愤怒、激动及突发性情绪失控。渐渐地，患者也会慢慢失去沟通能力。

1.有规律的生活作息安排

根据患者以前的生活习惯，安排一份日常生活作息表，包括起床、洗脸、晨练、活动、冲凉及睡眠等。避免经常变动，以稳定患者的情绪。

2.日常生活照顾的安排

（1）无法单独生活。

凡事都需要别人的协助，因为患者已经无法准确辨认日常用品，以致发生意外。例如，误食东西，把清洁剂当食用油使用。

（2）无法自行出外搭乘交通工具。

无法辨认正确的交通工具，时常出现下错车站、找不到车站等情况。由于判断力下降，患者难以判断及遵守交通规则，过马路时容易发生意外。

（3）无法自行购物及预备食物。

无法分辨调味料及使用分量，忘记正确处理食材的方法，难以分辨食物是否过期，需要别人协助预备一日三餐。

（4）不适当穿衣服。

忘记如何扣扣子，衣服穿错方向或错误穿着方式，尿湿不知道要更换衣服。

（5）需要协助如厕。

患者会辨别不出上厕所的地方，而随处大小便。

（6）饮食不正常。

忘记自己刚吃饱，经常嚷着肚子饿要吃饭，又或整天忘记进食。

（7）疏忽个人仪容。

拒绝冲凉。比如，卫生习惯变差。

（8）容易跌倒。

导致患者跌倒的因素很多，如疾病所导致的运动失调、视觉障碍、骨质疏松、药物的副作用等。

3. 学习有效的沟通技巧

（1）中期认知障碍症患者面对的沟通问题。

不断重复问问题，说话的字句开始变少，内容也变得贫乏；患者的行为变得非常固执且无法改变；说话时有理讲不通，讲也不会听，容易产生语言性攻击，如大声叫嚷。

（2）有效的沟通技巧。

每次给两项选择，避免使用开放式问题，例如"你想吃饭，还是喝粥？"而不是说"你想吃什么东西？"

多利用非语言沟通方法，沟通时，可以加入适量的非语言沟通，如需要患者拿起杯子时，照顾员可用手指指向杯子的方向。

多留心倾听，避免争辩、批评，因为患者可能会把这些批评视为拒绝，避免问"为什么你……？"

给予适当的提示，当遇到患者用错字或找不到合适的字时，提供一些可能的推测及提示字眼。

给予答案而不是考试，避免用测试的口吻说话，例如"你记不记得……"之类的话，会增加患者的挫败感。

（三）晚期认知障碍症患者的照顾原则

晚期病症：完全失去认知能力，严重时甚至无法认出家人；走路不稳，甚至长期卧床；完全丧失自我照顾能力，严重时甚至会出现大小便失禁的情况。

当认知障碍症患者进入晚期，由于脑部萎缩，其认知能力及大脑功能也相继失去，部分患者多会活在自己的世界里，可能对周边环境感到完全混乱或失去方向感，不知自己身在何方；说话及理解力都会变得十分迟缓，完全丧失自我照顾能力，更会出现大小便失禁，失去大部分的身体活动能力，要长期卧床，反应迟钝。因此，患者在此时需要贴身、密集的照顾，照顾者需注意加强保证患者的安全、生活舒适度，维持营养，预防哽塞、预防压疮等。

三、认知障碍症老年人照护的基本方法及注意事项

（一）为患者营造舒适与安全的感觉

为认知障碍症患者营造良好的环境，让患者安心生活，不要总是担心他什么时候发脾气，或是什么时候给自己出难题，不要去提前给自

己设置难题去想象如何解决难题，解决不了怎么办，而使自己变得惆怅与焦虑紧张。这样的照护者带给认知障碍症患者的感受不会是良好舒适的，照护者应该对自己有信心，照护患者的时候，不要去抵触，而是发自内心地去关心患者，说话速度要慢，声音要柔和，看着患者的眼睛，目光要温柔，面带微笑，让患者感受到关爱，收获自尊，从而产生安全感，建立良好的信任关系，是一切工作开始的良好基础。

（二）用平常心去对待患者的健忘

不要把认知障碍症患者想象成自己的困难，像对待普通人一样去对待他们。由于认知障碍症患者存在不同程度的记忆力障碍，在照护患者的过程中要从容对待这种情况，对患者的反复提问、一件事反复的诉说，要表现得平淡，利用记忆工具帮助患者加强记忆。照护者要帮助他们维持记忆，而且要做得很自然。

（三）保护患者的自尊

认知障碍症患者身上会保留着自己年轻时工作中或生活中的美好回忆，身上不同程度地保留着自己的一份人格骄傲与特征，因此要禁止一切否定患者经验、挫伤患者骄傲的言行。对于患者坚持的一些主见，不要急于否定或批评，不正确的语言会伤害患者的自尊心，激发患者的激越行为，造成一些不必要的冲突或伤害。

（四）对于患者的失败不责备

随着病情的发展，认知障碍症患者做很多事情，都会不同程度地出现困难，甚至他们的一些行为会带来一些麻烦，如厕时不能正确地处理排泄物及完成自身的清洁，小便时弄湿衣物，进餐时弄脏衣物等，这不是患者故意的，而是疾病造成的功能退化，是患者所不能改变的。

四、认知障碍症老年人的沟通方法

在与老年认知障碍症患者沟通之前，采用工具评估老年认知障碍症的严重程度，有助于照护者选择适宜的沟通技巧。常用工具有简易精神状态评价量表（MMSE），该量表是认知障碍症的首选量表，操作简便，对主试者的要求不高，经训练后便可操作，适于社区和基层，其主要用途是筛查出需进一步诊断的对象。该量表最初规定的临界值是 24 分，由于 MMSE 评分受年龄、教育程度等因素影响，因此不同的教育程度有不同的临界值：文盲组 ≤ 19 分，小学组 ≤ 22 分，初中或以上组 ≤ 24 分，被认为存在认知障碍。照护者在掌握了老年认知障碍症患者的特点后，用特定的沟通技巧，能够更好地帮助老年患者表达情感和要求，使其得到安全感，提高生活质量。

（一）与老年认知障碍症患者的语言沟通技巧

尽管老年认知障碍症患者的语言沟通能力有不同程度的减退或障碍，但良好的语言沟通仍然是促进其与外界交流的重要途径。语言沟通的方式很多，口头沟通适合外向的老年患者，书面沟通适合性格内向的老年患者，老年认知障碍症患者由于其语言表达能力、理解能力、判断力、适应能力等均有所减退，人格也发生改变，通常会出现退缩、寂寞和沮丧等，与其沟通时要评估老年患者的教育程度和理解能力，以便选择合适的语言表达，同时给予患者足够的社交与自我表达的机会，予以正向鼓励。

（1）一次说话内容不宜过多。说话内容过多，使得信息变得太复杂，导致老年患者误会或是分心。

（2）语速不宜过快。照护者应该注意把握说话的速度，避免由于说话速度过快，导致老年患者产生心理压力，影响沟通的顺利进行。

（3）语调适当。语调要平稳及缓慢，若老年认知障碍症患者有听觉问题，可使用助听器及面对老年患者讲话，不宜高声或急促说话。

（4）语言康复训练照护者要有足够的耐心和恒心，交流时面向老年患者，让老年患者能看到说话者的表情，使用简短的句子，并做出示范让老年患者模仿，以提高语言表达能力。可用单词或短语加视觉信号（如卡片、实物）进行训练，针对命名性失语、运动性失语等采取相应的康复训练措施。

（5）书面沟通。对于有识字能力的老年患者，结合书写方式能够较为有效地克服老年认知障碍症患者记忆减退的问题，发挥提醒功能。如果患者出现语言表达混乱，尝试让老年患者写下自己想要表达的内容，有利于沟通的顺利进行。

（二）与老年认知症障碍患者的非语言沟通技巧

非语言沟通对于越来越无法表达和理解谈话内容的老年认知障碍症患者来说极其重要，老年认知障碍症患者可能较为依赖非语言沟通，因此，要注意观察，对患者反应良好的非语言沟通技巧，予以强化和多加运用。

（1）面部表情。保持面部表情平和，不紧绷或皱眉，说话声音要略低沉平缓且带有欢迎的热情，可适时夸大面部表情以传达惊喜、欢乐、担心等情绪。照护者要注意保持微笑，其对老年患者的安慰胜过良药，在微笑中为老年患者创造一种愉悦、安全、可信赖的氛围。

（2）目光。老年认知障碍症患者通常因知觉缺损而对所处情境难以了解，容易走神，故应保持眼对眼的接触，用微笑、亲切的目光给予鼓励。但有的老年患者会觉得直接眼对眼的接触具有威胁感，遇到这种情况时应特别处理。

（3）身体姿势。与老年认知障碍症患者沟通之前，要让其知道沟通者的存在，以免惊吓到老年患者；沟通时使用缓和、明显的肢体动作来有效地辅助表达；对于使用轮椅代步的老年患者，适时坐或蹲在旁边，并保持双方眼睛在同一水平线；鼓励无法用口头表达的患者以身体语言表达，并及时给予反馈；说话时倾身向前以表示对对方的话题有兴趣，但是须注意不要让老年认知障碍症患者有身体领域被侵犯的不适感。

（4）触摸。老年认知症患者视、听力渐进性丧失，容易受惊吓，因此，尽量选择从功能良好的那一侧接触老年人，渐进性地开始触摸，持续地观察老年人的反应，观察老年人的面部表情和被触摸的部位是松弛还是紧绷，身体姿势是退缩向后靠还是接受向前倾，以判断老年患者是否接受与舒适，为下一步措施的选择提供依据；注意适宜的触摸部位，最易被接受的部位是手，其次是手臂、背部与肩膀，头部一般不宜触摸。研究发现，认知障碍症患者病情严重时，抚摸、拥抱和爱抚非常重要，他们仍然能感受到触觉刺激。通过触觉和拥抱与疾病后期的老年认知障碍症患者接触值得推荐。

（5）沟通距离。老年认知障碍症患者的沟通交流能力和处理外部刺激的能力往往存在缺陷，应为其创造一个安全、安静、相对固定、相对独立的环境，沟通的空间距离最好保持在 90 ～ 120 厘米，以能看清对方的表情、说话不费力但能听得清楚为度。

（6）倾听。善于倾听老年认知障碍症患者的谈话，注意其讲话的声音声调、流畅程度及选用的词句，尽量理解其想表达的内在含义。倾听过程中，要全神贯注、集中精力。要注意保持眼神的接触，做到"心领神会"；使用能表达信息的举动，如点头、微笑等，用心倾听，不仅表达对患者的关心，还表达对话题的兴趣，以鼓励老年患者继续说下去。

（三）与老年认知障碍症患者的其他沟通技巧

创造性故事疗法的理念是给予认知障碍症患者以人为本的护理，并将以人为本护理理论在实践中应用。创造性故事疗法的核心观点是认知障碍症患者能够成长、学习和分享；认知障碍症患者需要以其他的社会角色进行表达；每个人都有创造力；在创造性故事疗法中，强调故事和关系 / 情感同等重要；没有错误的答案。

创造性故事疗法能够让认知障碍症患者意识到并充当其他社会角色，而不仅仅是患者。这里应为认知障碍症患者提供一些积极的、有价值的社会角色，如说故事的人、艺术家、朋友、舞者、社区成员等，有明确的社会角色能促进活动引导者、工作人员或照顾者与认知障碍症患者的交流沟通。

创造性故事疗法的基本形式是在一个安静、舒适的环境，6～10名认知障碍症患者围坐成半圆，每人手上拿着图片。活动引导者使用开放性提示鼓励讲故事的人，在移动白板上记录并显示所有的答案。活动引导者不纠正讲故事的人，而是提供所需的、利于创造的帮助（如更多的时间、恰当的提示），以鼓励认知障碍症患者对图像做出想象、创造。活动引导者将答案编织成一个包容性的故事并定期回读给讲故事的人，帮助他们继续发展故事或结束故事。创造性故事疗法也能以一对一的形式开展。

创造性故事疗法与其他替代疗法的不同之处在于提倡以人为本的护理，不是简单地与他人娱乐，而是在与他人合作的同时用语言、行动、绘画、摄影或音乐等方式表达自己；关注认知障碍症患者的社会角色，而不仅仅是患者这一角色。该疗法认为认知障碍症患者在疾病的任何阶段都能够与他人建立关系，能成长、能有目标。创造性故事疗法依赖于参与者的创新能力而不是记忆力，参与者不会因为认知功能障碍而感到沮丧。创造性故事疗法为认知障碍症患者提供一种安全、被接受的自我表达的环境，当个体被鼓励、被认可、被证实时，沟通就自然产生了。经过多年的研究和实践发现，创造性故事疗法对认知障碍症患者及其照顾者有重要的价值，能够激励认知障碍症患者，锻炼他们的想象能力、思维能力，分享他们的想象成果、倡导认知症患者超越缺失，认识自己的长处，重拾自信，感受自身价值；提高认知障碍症患者创造能力及生活质量，是加强人与人之间联系的有效方式。

五、防止认知障碍症患者发生意外的做法

（1）环境的摆设应维持一致性。

（2）妥善保管易燃物品（如火柴与打火机）。

（3）不用的电源插头应加装适当的遮蔽，以防患者将手指插入。

（4）任何的清洁剂、杀虫剂、药品及无法食用的物品均应贮藏于柜中。

（5）控制外在刺激（如噪声过多的活动、光线的强度）。

（6）窗前可加上窗花，以免老人撞到窗玻璃。

服务案例

如何分辨真假认知障碍症？

陈婆婆的女儿发现很多时候问婆婆事情时，她都很快回答"不知道""我不会做"。星期天想带着婆婆外出就餐，陈婆婆大多婉拒并提不起兴趣，经常将"我年纪大、没用了、什么也不懂、不记得"挂在嘴边，女儿担心陈婆婆是否患上认知障碍症。

陈婆婆到底患的是认知障碍症还是抑郁症呢？

很多时候患有抑郁症的长者会出现认知障碍症一些症状，如出现记忆力衰退。同时，也会变得提不起劲、食欲下降等。身边照顾者可能会以为其开始患有认知障碍症。两者其实是有不同的地方，如果是抑郁症引起的假性认知障碍症，通常会突然发病，而且在做认知能力评估时，会不断强调自己什么也不知道、能力差等。但若是认知障碍症的患者，他们通常会照样回答问题，否认自己能力有问题。

家博士点评：

认知症障碍照护原则——以人为中心

将认知症患者视为一个普通人，尊重他，站在他的角度和立场去理解他的行为并提供适当的照护。以人为中心的照护，应该是全面而具个性化的。它能够反映出以人为中心的照护文化——理解、尊重和包容认知障碍症长辈的独特性和个人视角；它也能够提供一系列的方法，让照护实践更能尊重认知障碍症长者的选择和意愿，会创造出医学这个狭窄的领域里想象不到的结果，以人为中心的照护可以让认知障碍症长辈已经封闭的心复苏。

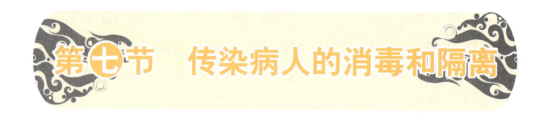

第七节　传染病人的消毒和隔离

一、隔离消毒基本方法

（一）隔离方法

（1）设专用隔离室，老年人住单独房间隔离。

（2）凡是进入隔离室人员，应穿、戴灭菌后的隔离衣、帽子、口罩、手套及拖鞋。

（3）接触老年人前、后或护理另一位老年人前均要洗手。

（4）凡患呼吸道疾病，包括护理员，均应避免接触老年人。

（5）未经消毒处理的物品不得带出、入隔离室。

（6）病室内空气、地面、家具等均应严格消毒并通风换气。

（7）探视者应采取相应的隔离措施。

（二）环境消毒

（1）以1∶49稀释家用漂白水（以10毫升漂白水混合于490毫升清水内），对家具、地面及厕所进行消毒，经过30分钟后再用水冲洗并抹干。

（2）若物体表面染上呕吐物或排泄物，须先用吸水力强的材料进行初步清理，再遵循以上步骤进行消毒。

（3）漂白水不可接触金属表面，若金属表面需要消毒，可用70%酒精消毒。

（三）被服处理

1.要彻底清洗干净才可再次使用，在处理过程中须配备适当的个人防护装备，如手套、口罩等。

2. 所有的受污染衣物都必须独立处理，不能混在一起。应先浸在1∶49稀释漂白水内消毒30分钟，再进行一般处理。

> **养老护理小贴士**
>
> 1. 使用过的纸巾，应当根据情况做适当处置，不能随便丢弃。
>
> 2. 如使用湿巾，应把湿巾放入1∶49稀释的漂白水内消毒，浸透30分钟后，再进行一般洗涤程序。
>
> 3. 平常可使用1∶99稀释漂白水进行定期抹拭消毒，并以1∶49漂白水消毒被血液或排泄物污染的物品。

二、病毒感冒

病因：由感冒病毒引起的急性呼吸道传染病。

传染途径：咳嗽、打喷嚏时经飞沫传染。由于其传染性强、传播途径不易控制、传播速度快、传播范围广，因此较难控制，危害很大。

症状：发热、疲倦、咳嗽、打喷嚏、流鼻涕。

处理方法：做好隔离，保持室内空气流通，合理安排患病老年人休息和营养，增强抵抗力；注意个人卫生，戴口罩，接触老年人前后须洗手；房间内空气用消毒液喷洒或紫外线照射消毒，每天1次。

三、带状疱疹

病因：带状疱疹病毒引起的急性感染性皮肤病。

传染途径：接触传染。

症状：疼痛，随后出现皮疹，主要是丘疱疹和水疱。身体任何部位都可发病，如头部、面部、胸部、腹部及四肢。

处理方法：应戴上手套再接触患者，尽早就医，并根据医生的指示做特别处理。

四、乙型肝炎

病因：感染乙型肝炎病毒引起的传染性疾病。

传染途径：血液和体液传染。

症状：发烧、黄疸、疲倦、食欲不振、呕吐、恶心、肠胃不适。

处理方法：不要共用牙刷、剃刀或其他可能受血液污染之类的物品，清理血液污染的物件时须严格采取标准性预防措施。护理员可以接受乙型肝炎疫苗注射。

五、结核病

病因：感染结核杆菌引起的传染性疾病。

传染途径：空气。

症状：咳嗽、咳血、胸部作痛、呼吸困难、易倦、食欲不振、体重减轻。也可能没有任何症状，只能在 X 光或痰液检查中才能发现。

处理方法：注意营养，多休息，保持空气流通及环境卫生。

服务案例

护理传染病的老年人，要特别注意其心情和饮食

孙晓梅，护理过 6 例患有肝炎的老年人，她的护理心得是除了做好消毒和隔离外，要特别注意老年人的心理。一系列隔离消毒措施，会给患病老年人带来沉重的思想负担，应营造良好的氛围，帮助患病老年人保持愉悦的心情与疾病斗争。其次，俗话说："三分治、七分养"。肝炎患者出院后根据自己的病情，要合理饮食，要低脂肪、低糖、高营养、高维生素饮食，注重一日三餐的合理搭配，软硬适宜、清淡饮食，这在一定程度上可促进康复。

家博士点评：

患有传染病的老年人，通常会担心亲戚朋友从此远离他，不良的心境影响病情的恢复，护理人员的一言一行对患病老年人都具有心理护理的效应，护理人员的情绪对患病老年人有着直接的感染作用。

患有传染病老年人的饮食原则：饮食结构合理，食量要恰当，宜清淡，合理应用中药补药。

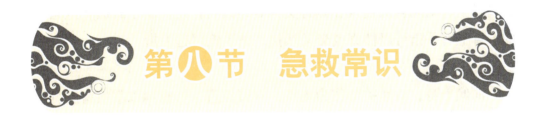

第八节　急救常识

一、心肺复苏法

心肺复苏法分为两个部分，一是人工呼吸法，二是体外心脏压法，两者结合有节奏地交替重复进行。

（一）口对口人工呼吸

步骤 1　调整姿势

将一只手置于老年人前额，然后向下按，使头向后仰，同时用同一手的拇指和食指紧捏老年人鼻孔，用另一只手的食指及中指置于下巴，将下巴向上提。

视频 4-14　口对口人工呼吸

步骤 2　吹气

吸一口气，口对口吹气。

步骤 3　吹气进入肺部，时间约为 1 秒，直至胸部升为止。

（二）体外心脏压法（如视频 4-15）

步骤 1　确定位置

让老年人仰卧在坚硬的平面上，护理员在老年人的肩旁跪下，伸出靠近老年人下肢的手，以中指沿着肋骨下部边缘向上移，直至肋骨与胸骨相连接处，将中指放在此位置，食指则放在胸骨上，与中指并排。

视频 4-15　体外心脏压法

步骤 2　双手准备

在定位的食指旁，用另一手掌的掌根于老年人的胸骨上，即两乳头连线在胸骨交界处，接着把定位的手叠放在这只手的手背上，手指可以伸直或交叉互扣，贴手腕翘起手指。

步骤 3　按压

前倾上身，以髋关节作为支点，双臂伸直，垂直地以掌根将胸骨压下 4～5 厘米，然后放松，但掌根不要离开老年人胸部。按压及放松的时间要相等。

养老护理小贴士

1. 如果不能实施口对口人工呼吸，则需要用口对鼻方式，操作方法相同，用口密封老年人鼻孔，并用双手紧闭他的嘴，吹气后松开嘴，让空气呼出。

2. 在实施心肺复苏法两分钟后，以 5～10 秒时间检查脉搏及观察循环现象，其后每 2 分钟再检查一次。

二、海姆立克急救法（如视频 4-16）

老年人若发生噎食，应迅速清除老年人口腔内积存的食物。对于意识清晰的患者，鼓励其连续用力咳出食物。

步骤 1　工作准备

评估老年人身体情况，有无意识不清情形，能否站立或坐起。

步骤 2　摆体位

依据老年人身体情况为老年人摆好坐位或站位，嘱其低头、口朝地面，或者仰卧。

步骤 3　反复适力挤压

视频 4-16　海姆利克急救法

（1）老年人站着或坐着。护理员站在老年人身后，从身后抱住其腹部，双臂围环其腰腹部，一手握拳，拳心向内按压于老年人的肚脐和肋骨之间的部位，另一个手掌握在拳头之上，双手急速用力向里、向上挤压，每施压 5 次，观察，重复实施，直至塞物吐出为止。

（2）老年人无法站立。老年人意识不清，不能站立时，则仰卧在地面，护理员两腿分开跪在老年人大腿外侧，双手叠放用手掌根部顶住腹部（肚脐稍上），进行有冲击性、快速地向前上方压迫，打开老年人下颌，每施压 5 次，观察，重复实施，直至塞物吐出为止。

步骤 4　取出异物

嘱老年人张口吐出异物或看到异物排出及时用手帮老年人取出。操作成功后，应询问老年人有无不适，检查老年人有无并发症的发生。

步骤 5　观察就医

无法缓解或有其他异常情况应立刻就医。

养老护理小贴士

在操作的时候应掌握好力度。海姆立克急救法虽卓有成效，但也可产生并发症，如肋骨骨折、腹部或者胸腔内脏的破裂或撕裂等。

三、中暑和脱水的处置

（一）中暑

步骤 1　寻求医疗援助。

步骤2　将老年人移到阴凉的地方，让其躺下。

步骤3　脱去老年人所有外衣。

步骤4　用湿冷的毛巾或床单将老年人包裹，并不断洒水以保持润湿，让老年人体温下降。

步骤5　替老年人扇凉，情况许可下可开空调和电风扇。

步骤6　继续处理，直至体温降到约38℃。

步骤7　体温降到38℃后，移去包裹老年人的湿毛巾或者床单，用干毛巾或者床单盖住老年人。

步骤8　继续检查老年人的体温和脉搏。

步骤9　如体温再度上升，重复第4步骤的冷却方法。

步骤10　如老年人意识不清，将其平卧，继续检查呼吸、脉搏和体温，必要时施行心肺复苏法。

（二）脱水

步骤1　放松心情。

步骤2　补充水分及盐分，脱水补液原则为先快后慢，补液同时需密切观察周围循环状况，如血压、脉搏、尿量等。

步骤3　饮食清淡，避免油腻、煎炸或纤维太高的食物。

步骤4　遵照医师指示使用抗生素治疗肠胃炎症。

步骤5　遵照医师指示使用止泻药物。

四、烧伤烫伤紧急处理

步骤1　协助老年人迅速脱离热源。若穿着衣裤或者鞋袜的部位被烫伤，千万不要急忙脱去被烫伤部位的鞋袜或衣裤，以免造成表皮随同鞋袜、衣裤一起脱落。应先用冷水隔着衣裤或鞋袜浇到伤处及周围，然后再脱去鞋袜或衣裤。

步骤 2　保持气道畅通。

步骤 3　冷却烧伤或烫伤的部位，须第一时间用冷水冲洗伤口 10 分钟以上，冷却治疗期间注意为老年人保暖，以免着凉。

步骤 4　同时检查呼吸、脉搏，处理休克，需要时施行心肺复苏法。

步骤 5　由于伤处会肿胀，须尽快小心地脱除患处周围的衣物。

步骤 6　确定伤处冷却后，用干净的纱布或者床单遮盖患处。

步骤 7　确定老年人的意识情况，并报告家属，如情况严重，拨打急救电话。

步骤 8　记录烫伤的原因，伤处的面积、程度及处理过程。

养老护理小贴士

1. 冷却治疗应在烫伤后立即进行。

2. 若烫伤部位不是手或足，不能将伤处浸泡在水中进行冷却治疗时，则可将受伤部位用毛巾包好，再在毛巾上浇水，或用冰块敷。

3. 不可涂抹烫火膏或者其他油剂。

4. 不可刺穿水泡。

五、外伤包扎

步骤 1　工作准备

（1）护理人员准备：洗手并用干净毛巾擦干，戴口罩。

（2）安置老年人：立即协助老年人离开危险现场，选取舒适姿势。若为摔倒则保持原位，不能移动。

视频 4-17　外伤包扎

（3）物品准备：消毒纱布（或干净的手帕、毛巾、衣物）数块、绷带（橡皮带、三角巾、布条、线绳等）1 条、胶布 1 卷（或创可贴）。

步骤 2   评估

（1）评估出血属于何种类型（小动脉、静脉及毛细血管出血可用加压包扎）。

（2）评估老年人情绪状态，并安慰老年人。

步骤 3   覆盖伤口

用消毒纱布或清洁手帕置于出血处，覆盖伤口。

步骤 4   加压包扎

用绷带螺旋形加压包扎创面：用绷带先在敷料远端环行扎两圈使其牢固，然后紧螺旋形向上包扎，每两圈适度加压压住上一圈的2/3，绷带卷边缘应保持整齐，最后平绕一圈，在伤肢外侧固定。包扎完敷料不能有外露，绷带末端用胶布固定。

步骤 5   报告

报告家属，情况严重的话，拨打急救电话。

步骤 6   观察记录

观察老年人皮肤颜色及伤口处有无继续出血的情况，并记录出血原因、出血类型、伤口情况、加压包扎的开始时间（使用止血带时需要记录扎、松止血带时间）。

服务案例

掌握紧急救护常识 挽救一人生命

陈爷爷因心脏病（如心室颤动）而引发心脏停顿，护理员及时以心肺复苏法施救，重复刚才的步骤，陈爷爷才有了呼吸。没有进行心肺复苏法的老年人生存概率与进行了心脏复苏法的相比，足足下降逾4%～6%。由此可见，及时以心肺复苏法抢救，对老年人有决定性的帮助。但是，即使进行高质素的心肺复苏法，最多只能维持正常人约三成的心脏血液输出功能，所以及早施救才能有效增加患者的生存机会。

家博士点评

大多老年人，尤其是高龄老年人心肺功能较弱，复苏法是在老年人照护过程中常见的紧急救护手法，遇见状况不要惊异失措，要快速响应，及时施救，分秒必争。在施救过程中，要注意力度与节奏，保证施救有效进行。

练习与提高

1. 半身不遂老年人如何换开襟上衣？

2. 老年人睡眠环境的要求有哪些？

3. 如何为老年人布置睡眠环境，有哪些注意事项？

4. 老年人睡眠观察重点包括哪些内容？

5. 如何为老年人整理床单？

6. 如何为卧床老年人更换被服？

7. 病毒感冒、带状疱疹、乙型肝炎、肺结核老年人的护理方法分别是什么？

8. 阐述隔离消毒的基本方法。

9. 张大爷，半年前患脑梗，遗留吞咽障碍，不能经口进食，留置鼻饲管。要求为大爷鼻饲 150 毫升混合奶。请详细说出操作准备、操作步骤及注意事项。

10. 王奶奶进食牛肉过程中突然出现进食停止，手指口腔，瞪大眼睛，面色通红、表情痛苦。要求对发生噎食的王奶奶立即给予现场急救。请详细说出操作步骤与注意事项。

11. 张爷爷因为患有帕金森，在倒水的时候手抖，将整壶开水倒到自己腿上，疼得他哇哇大叫。要求对发生烫伤的张爷爷立即给予现场急救。请详细说出操作步骤与注意事项。

第五章 康复服务

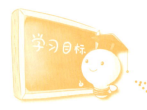

学习目标

（1）了解老年人常见体位。
（2）了解老年人体位安全转换。
（3）了解老年人体位摆放原则。
（4）了解老年人体位转换辅助器具。
（5）了解老年人益智类活动。
（6）了解老年人健康类活动。

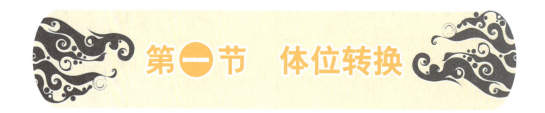

第一节　体位转换

　　体位转换是指通过一定的方式改变人体姿势和位置的过程。

　　家庭照护中，很多老年人处于长期卧床状态，或是处于疾病康复阶段，因疾病、功能障碍、高龄衰弱致身体功能下降，无法自己改变姿势或者不能自主翻身，老年人精神上会感到痛苦，还可能发生压疮。

　　很多老年人需要照护者定期翻身（约2小时），定时进行体位转换，保持舒适卧位，促进老年人的血液循环，防止局部长期受压发生压疮，预防坠积性肺炎、尿路感染等长期卧床可能导致的并发症。体位转换过程中要注意保护老年人安全，同时也要防止照护者身体的职业损伤如腰肌劳损等。在老年人日常照护中，科学正确的体位转换技术非常重要。

一、老年人常见体位及摆放原则

（一）老年人常见体位

本节内容主要关注长期卧床老年人的体位，主要包括坐位、半卧位（半坐位）、仰卧位、侧卧位、俯卧位等。

（二）老年人体位摆放原则

（1）保持舒适体位原则，采取符合老年人身体状态的舒适姿势。舒适体位，可使老年人身体处于放松状态，利于肢体功能保护，也会使老年人精神上感到愉悦。

（2）安全原则。体位转换与摆放过程中时刻注意老年人安全，不要硬拉、拖、拽老年人肢体，或是保护意识弱，动作粗大，发生坠床意外。

二、老年人安全体位转移的方法

（一）从仰卧位至坐位

（1）能摇高床头床尾的床，可将床头摇高60°（进食喝水时背部垫枕头），或是直接摇高至90°；床尾摇高15°～30°。

（2）床头床尾不能摇高的床，可将老年人移至靠近床头位置，利用被子等支撑背部，下肢膝下垫枕头。

（二）从仰卧位至半坐位／半卧位

能摇高床头床尾的床，将床头摇高30°～45°，床尾摇高15°～30°；床头床尾不能摇高的，可将老年人移至靠近床头位置，利用被子、枕头等支撑背部，下肢膝下垫枕头。

（三）从仰卧位至侧卧位

老年人仰卧位是最常见体位，即面朝上的卧位，注意头部枕头不宜太高。转换为侧卧位也最为常见，体位转换时，照护者站在转换体位侧，将老年人双手交叉放在胸前，双下肢曲膝；将老年人从头、躯干、下肢稍往远侧移离；照护者一手扶老年人肩，一手扶老年人膝部，将老年人转换成侧卧位；调整姿势，老年人背部垫软垫或枕头，给予支撑，背部稍后靠，呈30°左右，利于压疮预防；双下肢不叠放在一起，呈"迈步"状。

如果是一侧肢体功能障碍的老年人，注意患侧卧位时间稍短；患侧卧位时，患侧上肢下垫软枕，掌心朝上，下肢脚踝处垫软垫；健侧卧位时胸前放枕头安置患侧上肢，患侧下肢向前呈迈步状，脚下放置枕头。

体位转移过程中，一定要与老年人进行沟通，注意观察老年人反应，观察老年人受压部位皮肤，过程中如有不适，立即停止。

三、辅助器具使用方法和注意事项

（一）辅助器具的使用

为了维持老年人舒适体位，可以选择符合老年人体型及肢体功能障碍状态的用具。主要包括大小枕头、大小软垫、气垫等。

枕头、靠垫、毛毯等：用于稳定身体的位置，消除老年人肌肉紧张，根据使用部位不同，可以大小不等折叠或卷起来用。

颗粒垫子：用于分散压力、缓和皮肤表面摩擦，以及在变换体位时保持姿势，可在后背、肘、膝、脚后跟等处使用。

气垫：可能通过气压变化分散老年人卧床时受到的压力，促进血液循环。一是垫气圈，用途同垫子；二是气垫床，直接铺在床上。

（二）辅助器具使用注意事项

靠垫类需要贴合身体固定。
气垫需要保持垫子适当内压。

辅助器具的使用应让老年人知情并征得同意。

根据老年人家庭就地取材应用辅助器具，辅助器具使用前，检查其是否处于安全完好的备用状态。

养老护理小贴士

相对的肢体功能利用可最大限度地保存和恢复机体的功能，对于肢体障碍老年人，应尽可能地发挥其潜在能力，训练患侧肢体功能，体位转移过程中，可以指导老年人学习完成自主翻身。

服务案例

卧床老年人为何抗拒护理员协助翻身

退伍军人张爷爷虽然因为身体原因长期卧床，但性格十分好强，新来的家政护理员小李每天为张爷爷定期翻身，小李力气大，做事干净利落，每次都是直接为老人翻身，很少征求老人同意。为此张爷爷不开心，经常埋怨小李不尊重他，近来开始抗拒翻身；小李也很委屈，自己是尽心尽意照顾他啊，直说想不通。

家博士点评：

张爷爷因为身体功能下降致使长期卧床，这是不得已的事，不是老人愿意出现的事，这种状况本身已让老人感受到痛苦，对依赖他人照料生活感到无奈。小李照顾过程中老人不满，是因为小李没有与其沟通交流，没有征得同意，老人觉得自己没有受到应有的尊重，感觉自己没用了，有强烈的失落感，以致出现抗拒照顾行为。因此，在照顾老年人过程中，一定要及时关注老年人各方面反应，经常、及时与老年人沟通，并发挥老人的潜在能力，指导老年人利用自身力量完成力所能及的事。

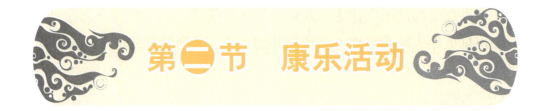

第二节　康乐活动

老年康乐活动是指针对老年人的心理、生理特点，在专业人员指导下，通过肢体活动、语言交流等形式开展的各类活动，以满足老年人心理和生理的需要，促进其健康，提高生活质量。康乐活动包括老年人手工活动、老年人文体娱乐活动、老年人健身活动等。

（一）老年人常用益智类活动

老年人常用益智类活动包括益智拼图、益智涂鸦、书法画作、巧猜成语、挑战灯谜、汉字找茬、图案找不同等。可以分为布艺编织类，如十字绣、织毛衣、做绢花、穿珠子等；艺术类，如画画、书法、剪纸、陶艺等。

（二）指导方法

根据老年人的能力、身体状况及兴趣爱好选择适宜的康乐活动。

合理安排康乐活动时间、时长，与老年人沟通交流，征得老年人同意。

指导过程中，护理员态度要和蔼，先示范，再边示范边指导，采取口头表扬和行为支持等方式，鼓励老年人持续参加康乐活动。活动中要随时观察老人反应。

（三）老年人健身类活动和指导

老年人健身类活动主要包括散步、打太极拳、游泳、跳舞、球类、爬山等。这类活动主要对象为自理老年人，要根据老年人身体状况及患病情况等进行选择。

　　这类活动指导主要有三方面：一是选择合适的衣服、鞋袜等，选择合适的场地；二是活动前评估身体状况，活动前热身；三是健身活动中注意安全保护。

服务案例

老人每日锻炼为何身体反而出现不适

　　某社区内 80 岁的王爷爷以前从不爱锻炼，不久前王爷爷患了一次小感冒，王爷爷觉得身体不如从前，决定好好锻炼。在护理员陪同下王爷爷参加了多次爬山活动，但近日王爷爷非但没觉得体质有所加强，反而总是腰酸背痛，有次差点摔倒在山上。

家博士点评：

　　王爷爷已 80 岁高龄，没有正确地找准自己的定位，一味地想着运动锻炼身体，并未考虑自己身体的实际情况，没有遵循因人而异、量力而行、循序渐进的原则。护理员没有进行正确的指导。

第六章 老年人智能照护

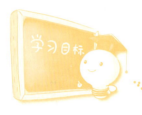

（1）了解老年人智能照护床。
（2）了解老年人智能照护感知设备。
（3）了解老年人智能安全防护设备。
（4）了解老年人照护智能开关。
（5）了解居家养老照护智能管理系统。

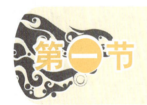

第一节　居家智能照护产品介绍

一、老年人智能照护床

　　智能照护床是将大量感知老人的传感器集成到护理床上，通过良好的人机交互辅助老人生活、感知老人体征、呼叫家庭医生、感受家属亲情等，大量应用于照护机构和居家养老服务中心。

　　智能照护床照片见图 6-1，其中显示屏部分为"小护"，床垫中包含大量传感器。

　　智能照护床的硬件产品形态包含两大部分：一是附着在护理床上的"小护"设备，它具有较大的显示屏，并且内置AI 智能语音助手，通过呼唤"小护"，即可激活智能照护床的核心功能；二是内置于床垫

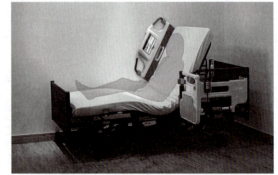

图 6-1　老年人智能照护床

上的各种生命体征传感器，这些传感器与"小护"相连，将数据实时采集至小护进行初步分析，并将处理后的数据发送至后端。其主要功能特点包括：

（1）自动抬背、自动进入睡眠模式，可以有效帮助用户降低起床过程中造成的腰背部损伤或潜在的劳损，从而进一步降低未来的摔倒疼痛风险。

（2）呼吸及睡眠持续监测功能，通过超薄高灵敏度柔性传感带，提供无感持续准确的呼吸及睡眠质量监测，出现呼吸异常或非正常离床事件时，及时发送报警信息到护理人员或家属，从而及时干预。产品会在屏幕及手机端展现呼吸率、睡眠质量（离床、翻身、浅睡、深睡统计）数据，时刻关注自己的睡眠并提供相应的"睡好"建议及服务包，帮助用户提升睡眠质量。

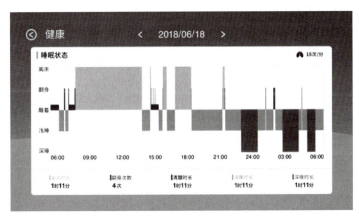

图 6-2　呼吸及睡眠持续监测界面

（3）视频问诊及聊天功能，可以便捷地与专业医生沟通身体状况，结合设备累积采集的照护数据，从而获得更精准的医疗建议；同时可以提供便捷的与子女及亲朋视频沟通功能，消除老人的孤独感并获得社会价值的肯定。

（4）语音询问天气、新闻、电台、戏曲和健康讲座信息，丰富老人的日常生活。

（5）紧急呼叫功能，通过旋转红色按钮，即可实现报警及和预设紧急联系人的通话，产品支持预设 3 组联系人并可以在手机端随时修改，联系人主要为家属、养老服务机构、护理人员

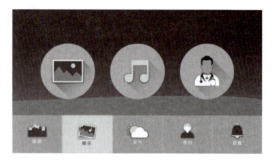

图 6-3　视频问诊及聊天界面

等，从而为居家养老看护铸就一张安全防护网。

（6）服务及服药日程提醒，对当天或未来几天的服务项目及时间段了如指掌，温馨的服药提醒让老人不会遗忘每一次吃药。

（7）智能服务质量监管，内嵌的芯片及身份校验核实机制可以精准核实服务人员的身份和服务时长，结合与用户接触的距离数据来自动确认每次服务实施的有效性，降低了作弊风险。

（8）个性化角度设置，用户可以定义一系列常用场景，包括吃饭、阅读、看电视等，从而使得用户用最舒适的角度起床、吃饭。

（9）超低床设计，降低意外坠床带来的风险。

二、老年人智能照护感知设备

智能照护感知套件是为居家养老场景所研制的一个标准套件，智能照护感知设备通过对用户日常行为能力的 24 小时全天候持续侦测追踪，实现用户在空间环境内的真实场景还原，并对行为模式的趋势变异分析预警，从而对于异常进行早期发现并干预。智能照护感知设备由智能工作站、微动感知设备、生活感知设备、二便感知设备、门磁感知设备、活动感知设备组成。

（1）智能工作站：数据收集网关，负责前端传感器集群的数据收发处理、基于传感器融合数据的单模和多模态的数据预处理分析，并将预处理数据发送到云端；同时接受云端的指令对前端传感器集群各子单元

进行参数配置更新。

（2）微动感知设备：可感知物体微小振动，安装于被侦测物体表面感知物体的使用情况，并推断出用户的日常活动模型。典型应用场景有：沙发座椅侦测用户是否按时就餐，是否有久坐；安装于冰箱门上用于侦测是否按时取食；安装于洗衣机上侦测是否有规律地洗衣，安装于药盒侦测是否按时取药等。

（3）生活感知设备：设备可用于感知温度的变化和开关的开闭状态。安装于电视机散热部位用于采集电视开启的时长，从而结合沙发位置的微动传感器可以推断是否有久看电视导致认知下降的行为风险；安装于厨房或洗浴笼头位置的水管侦测用水的时间段和用水量，从而推断出饮食及洗漱的规律性等。

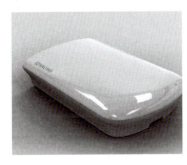 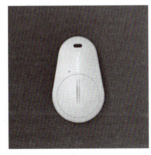 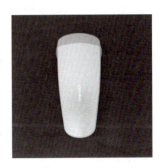

图 6-4　数据收集网关　　图 6-5　微动感知设备　图 6-6　生活感知设备

（4）二便感知设备：可以感知人体活动及距离。安装于马桶附近墙壁上，通过采集马桶使用的时长和距离从而判断出大小便行为，结合用户长期行为习惯的跟踪学习，预测是否有便秘、腹泻等风险，并及时提醒照护人员采取相应干预措施。

（5）门磁感知设备：可感知人体活动和门开闭的状态。安装于门表面可以结合人体活动数据出现的时序和门开闭动作，推断出用户进出门的时间和次数，从而确定用户的社交状态，如有长时间忘记关门进行提醒，夜间异常外出也可以及时提醒，预防认知损害导致的进一步伤害风险。

（6）活动感知设备：可感知人体活动。安装于用户经常活动区域，采集用户活动量，如出现明显的活动量下降，则预示有异常衰弱风险的发生；同时用户也可在出现紧急事情时，触发拉绳主动发出报警通知照护者及时获得帮助。

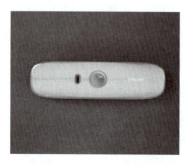 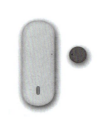 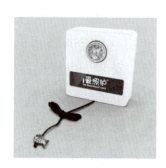

图 6-7　二便感知设备　图 6-8　门磁感知设备　图 6-9　活动感知设备

三、老年人智能安全防护设备

老年人智能安全防护设备是为机构养老安全防护场景所研制的，实现在机构工作空间内稳定快捷地触发报警、接收并响应报警，从而提供给用户和工作人员安全快乐的生活工作环境。报警类型包括用户在不同功能区主动触发的求助类报警，用户休息时间触发的异常离床报警，老人异常走失的报警等。

智能照护感知包括以下子单元：智能工作站、智能呼叫设备、离床感知报警设备、活动感知设备等。其中，智能工作站和活动感知设备与智能照护感知套件中的相关功能相同，不再赘述。

（1）智能呼叫设备：可以直接接收机构空间内任意设备发送的报警信息，并实时显示在屏幕上（包括报警的房间号、床位号），产生声音及振动信号提醒护理人员查看，并通过按键确认报警接收予以处理。

（2）离床感知报警设备：可感知按压动作，安装于床位于人体胸部位置，采集用户翻身和离床数据，统计计算用户的睡眠质量，出现异常离床事件时通知相应的照护人员及时处理，预防坠床或进一步伤害事件的发生。翻身的灵敏度和离床报警的事件窗口可以个性化设置。

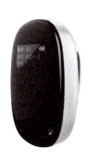
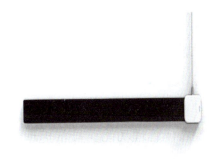

图 6-10　智能呼叫设备　　　图 6-11　离床感知报警设备

四、老年照护智能开关

老年照护智能开关是基于窄带网（NB-IoT、Lora 等）的感知设备，设备被设计成鲜艳而有辨识度的颜色，只有一个可以按压的按钮，每次按压会将信息传输到服务端，服务端做出预定义的的服务响应。

这一设备主要用于响应老人日常生活中便捷快速的碎片化服务需求。典型应用场景：老人在生活中通常需要柴、米、油、盐生活品，或需要陪护就诊，或有陪聊、陪伴外出等需求，用户通过预先绑定服务，并将设备安装于服务相关区域（如柴、米、油、盐放置于厨房），有需要时只需按下相应的智能开关按键，服务人员收到信息后即可按预定响应模式将服务送上门。此外，也可以作为独居老人紧急呼叫设备，老人子女可以在手机收到报警，及时采取措施。

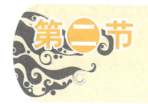

第二节 居家养老照护智能管理服务系统

居家养老照护智能管理服务系统是养老服务领域基于软硬件协同工作的线上服务平台。一般系统前端可持续侦测和采集老人日常生活活动能力（ADL）损伤、安全状态、生命体征和服务状态等数据。软件一般涵盖入住管理功能、日常护理管理、护理监管等功能模块。

一、一般居家养老照护智能管理服务系统的主要功能

一般居家养老照护智能管理服务系统主要功能包括：

1. 合同管理功能

2. 床位管理功能

可根据老人的评估结果，显示符合条件的床位信息，老人或者专业医师可以选择床位。提供老人更换床位的功能。

3. 老人信息管理

当老人完成入院手续，并选择好床位后，老人的电子档案（基本信息、评估报告、护理计划）转入日常护理管理模块，由监管人员确认并安排护工入住。

4. 老人评估管理

5. 照护人员管理

建立护工人员档案数据库，实现机构对员工的无纸化管理，可查看员工基本信息、楼层管理、排班信息等内容。基本信息包括员工姓名、性别、身份证号、类型、邮箱地址、电话、状态、技能等。

6.服务工单管理

主要将老人的护理计划与护工的日常工作进行结合和管理，通过护工日常工作软件，为护工安排日常工作计划，并进行提醒。

二、移动终端 APP

为方便照护人员和老人家属能够便捷查看工单、订单、服务等信息，移动终端 APP 一般包括面向照护人员的 E 护、面向老人和家属的智护。

1.E 护移动终端 APP

E 护用于照护人员跟踪工单、完成服务、录入老人信息、查看自己服务统计信息。

2. 智护移动终端 APP

智护用于家属跟踪老人的生命体征、服务情况、订单情况、快捷支付等，它是链接家属与照护机构的有效纽带。

● 练习与提高

1. 简述老年人智能照护床的特点与功能。
2. 老年人智能照护感知设备主要包括哪些类型？
3. 简述老年人智能安全防护设备的主要类别与功能。
4. 居家养老照护智能管理系统的主要功能有哪些？

参 考 文 献

[1] 中国就业培训技术指导中心 , 人力资源和社会保障部社会保障能力建设中心 . 养老护理员（初级）[M]. 北京：中国劳动社会保障出版社，2013.

[2] 劳动和社会保障部教材办公室组织 . 养老护理员（基础知识）[M]. 北京：中国劳动社会保障出版社 ,2006.

[3] 养老护理员（医疗照护）五级 [M]. 北京：中国劳动社会保障出版社，2017.

[4] 中国就业培训技术指导中心 , 人力资源和社会保障部社会保障能力建设中心 . 养老护理员（中级）[M]. 北京：中国劳动社会保障出版社，2013.

[5] 范利 , 王陇德 , 冷晓 . 中国老年医疗照护（基础篇）[M]. 北京：人民卫生出版社，2017.

[5] 刘洋 . 居家养老护理师（初级）[M]. 北京：哈尔滨工程大学出版社，2013.